女科
效验方药
串讲

主审　杨继军

主编　肖丽梅　李静　王丽娜

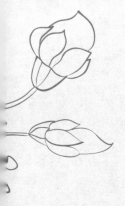

全国百佳图书出版单位
中国中医药出版社
·北京·

图书在版编目（CIP）数据

女科效验方药串讲 / 肖丽梅，李静，王丽娜主编 . -- 北京：
中国中医药出版社，2024.5 (2024.9重印)
ISBN 978 - 7 - 5132 - 8692 - 3

Ⅰ . ①女… Ⅱ . ①肖… ②李… ③王… Ⅲ . ①中医妇科学—
中医临床—经验—中国—现代 Ⅳ . ① R271.1

中国国家版本馆 CIP 数据核字（2024）第 058341 号

中国中医药出版社出版

北京经济技术开发区科创十三街 31 号院二区 8 号楼
邮政编码　100176
传真　010–64405721
河北盛世彩捷印刷有限公司印刷
各地新华书店经销

开本 710×1000　1/16　印张 12.25　字数 203 千字
2024 年 5 月第 1 版　2024 年 9 月第 2 次印刷
书号　ISBN 978 - 7 - 5132 - 8692 - 3

定价　42.00 元
网址　www.cptcm.com

服 务 热 线　010–64405510
购 书 热 线　010–89535836
维 权 打 假　010–64405753

微信服务号　**zgzyycbs**
微商城网址　**https://kdt.im/LIdUGr**
官 方 微 博　**http://e.weibo.com/cptcm**
天猫旗舰店网址　**https://zgzyycbs.tmall.com**

如有印装质量问题请与本社出版部联系（010–64405510）

女科效验方药串讲
编委会

杨 序

本人 1975 年毕业于北京中医学院（现北京中医药大学），曾在河北医学院（现河北医科大学）中医系及附属医院（现河北省中医院）主要从事内科临床及教学工作多年。后因工作需要在河北中医学院针灸系（现河北中医药大学针推学院）从事教学、科研、临床工作。本人除对中医内科、中医针灸临床及教学工作较为熟悉外，还对中医妇科非常关注，在临床的 50 余年中，缘由对中医妇科的兴趣与爱好，不经意间妇科患者日渐增多，每当患者经治月经调顺，或实现多年孕育夙愿，或试管婴儿屡败终于移植成功，或卵巢早衰月经正常来潮，或把自己的经验传授他人而获效时，都是我最感宽慰的一刻，这种无以言表的感觉催人奋进，仅此而已！

其实自己深知与终生从事中医妇科的专家无法比肩，也知晓作为一个科技工作者涉及多门学科所付出的精力和心血将会很多，因此，只有临床细心诊治，耐心求索真知，不断学习进取，充实提高自己。多年来自己在中医妇科领域收获颇丰，尤其在治疗不孕不育方面多有心得，既体会了古代中医辨证施治的博大精深，也感到了现代妇科领域的科技优势，尤其充分理解了中西医结合诊治妇科病症的意义，在临床中逐渐形成自己的诊疗风格和用药特色，临床疗效尚好，得到患者普遍好评。

本人之学生肖丽梅、李静、王丽娜等皆聪颖好学之辈，在临床与科研学习之余建议本人将中医妇科方面的授课讲稿加以整理归纳，将用药体会、经验处方等编著成册，公之于众，既可留于弟子，抑或有益于后学，吾欣然同意。经两年余筹划与编写，并在出版社相关编辑参与下进行修改，稿件渐成规模，几经修改，三易其稿，方成本书。在编写过程中，特别感谢河北省新乐市中医院肖丽梅主任医师、河北省石家庄市第二医院李静副主任医师、北京市怀柔中医院王丽娜副主任医师等弟子的大力支持与帮助，经过她们的不懈努力和悉心撰写方成本书，本人也将之视为职业生涯一个圆满的句号，在此谨致谢意！

值此书将付梓之际，聊具数语，以为贺忱。

河北中医药大学 杨继军

2024 年 1 月于石家庄

前　言

《女科效验方药串讲》是河北中医药大学杨继军教授、主任医师多年临证心得和教学经验的总结。书中主要内容是杨老师以自己为临床医师讲授的中医妇科课程讲稿为基础整理细化而成，附录产后康复部分为杨老师的研究生肖丽梅在继承老师妇科针灸诊疗思路基础上的创新应用。杨老师已过古稀之年，仍在临床和教学一线不辍耕耘。在成书过程中，杨老师的几位学生做了一些力所能及的整理工作，成稿均由杨老师亲自审核订正，翔实记录了杨老师治疗妇科诸疾的思路和方法。

全书共9章，前5章（月经病、妇科杂症、不孕不育、孕前调理与养胎固胎保胎、产后病）以病名排序，书中对疾病的命名打破了传统中医病名，将西医辨病与中医辨证相结合，如按照西医思路将盆腔炎分为急性盆腔炎和慢性盆腔炎，在中医辨证基础上将急性盆腔炎以清热利湿和清热解毒方治疗，慢性盆腔炎以健脾益气和温肾止带方治疗，非常直接地给出盆腔炎的中医解决方案，增强了本书的实用性。又如不孕不育一章，杨老师从患者急需解决的问题入手，对女性以排卵功能障碍、盆腔炎症、输卵管因素、子宫内膜容受性异常为主线，对男性从生精异常及排精障碍等方面寻找问题，以患者所需为中心，逐个击破，并将中医思想贯穿于孕前调治、孕中养胎、产后康复等生育始终，既是杨老师治疗妇科疾病丰富经历的再现，也充分体现出中医治病的人文思想。杨老师善于接受新事物，治疗不孕不育患者时，常将中医调治与试管婴儿胚胎移植等现代手段相结合，力求最快达到圆满结果，是我们临床医师学习的榜样。

为更准确深入地传授临证经验，杨老师精心整理了后3章（妇科用药心得、妇科常用经典名方解析、妇科膏方）的内容，中药部分精选妇科常用中药，讲述临证应用时的注意事项，使读者在用药时少走弯路；经典名方解析部分是从中医经典名方中甄选出治疗妇科病的部分方剂，讲述了其来源、组成、用法、功效、方解及临床应用体会等，增强了参考价值；应用膏方是杨老师治疗妇科疾病的特色，使用中药配方颗粒熬制膏方是杨老师反复实践、创新的经验总结，符合当前人们对中药口感、方便携带等多方面需求，临床上非常值得借鉴。

杨老师在中医内科、妇科及针灸方面均有深厚的理论功底和临床经验，施治时强调内外同治，书中多种疾病治疗涉及中医适宜技术，如针刺、艾灸、药物贴敷、中药热奄包、中药灌肠等丰富的外治方法，力求最大程度地提高临床疗效。附录（产后针灸康复）既是肖丽梅主任医师在针灸康复方面的创新性应用和心得，也是导师杨继军教授针灸临证思路的体现，读者可参考应用。

杨老师做事情、做学问、做临床都极为严谨，临证细致入微，每增减一味药都要反复了解患者的饮食起居、情绪变化等细节，每一份病历都亲笔记录。本书编写亦不例外，为将深奥的专业内容更简明地展示给读者，杨老师与绘图师反复切磋、多次修改，力求以图达意，图文结合，一目了然。

《女科效验方药串讲》用简洁的语言、通俗易懂的形式反映了杨继军教授五十余年关于妇科疾病的诊治经验和创新发展。中医师、中西医结合医师、针灸医师在读完后对很多临床疑惑应该都会有拨云见日之感，甚至中医爱好者读后也能品味到很多实用可行的养生治病之法，可读、可参考性很强。

编　者
2023 年秋

目 录

第七章　妇科常用经典名方解析

第八章　妇科膏方

附录　产后针灸康复

引言

《黄帝内经·上古天真论》岐伯曰:"女子七岁,肾气盛,齿更发长。二七,而天癸至,任脉通,太冲脉盛,月事以时下,故有子。三七,肾气平均,故真牙生而长极。四七,筋骨坚,发长极,身体盛壮。五七,阳明脉衰,面始焦,发始堕。六七,三阳脉衰于上,面皆焦,发始白。七七,任脉虚,太冲脉衰少,天癸竭,地道不通,故形坏而无子也。"

按语:每当诵读《黄帝内经》对上古时代对女子生长、发育、月经产生、生育、乃至月经闭止、丧失生育功能、衰老描述的经文,感慨万千。在不断深入探讨其中旨意的过程中,每次都有新的领悟,《黄帝内经》的论述形成了中医"肾—天癸—冲任二脉—胞宫"生殖轴,实则与西医"丘脑—垂体—卵巢—子宫"生殖轴基本一致,对认识女性正常生理功能和妇科疾病治疗有着重要的指导意义。

第一章

月经病

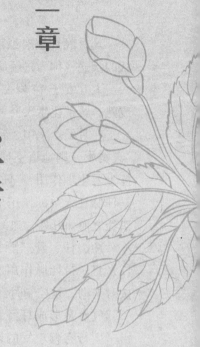

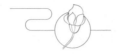

凡月经周期、经期和经量发生异常，以及伴随月经周期出现明显不适症状的疾病，称为月经病。月经病是妇科临床的常见病、多发病。

大凡女子14岁左右，肾气充盛，先天之精在后天水谷之精的充养下逐渐成熟，肾精化生天癸，通过天癸的作用，月经出现。

在月经产生中，肾气盛起主导和决定作用。"天癸至"则"月事以时下"，"天癸竭，则地道不通"，说明天癸是促成月经产生的重要物质，并对冲任发挥重要生理作用；"任脉通，太冲脉盛"，是月经产生的中心环节。"任脉通"是任脉在天癸的作用下，使精、血、津液旺盛充沛。"太冲脉盛"是冲脉承受诸经之血而旺盛，血海盛满；月经是血海充盈，血养胞宫，满而自溢的现象。

冲、任、督三脉皆起于胞宫，均与带脉相通。肾化生的天癸通过冲、任、督、带四脉作用于胞宫。督、带二脉调节和约束冲、任及胞宫，使月经按时来潮，是控制月经周期的重要因素。

气血是形成月经、促进孕育的基本物质。月经的成分主要是血，血的统摄、运行有赖于气的调节。在天癸的作用下，气血输注和蓄存于冲任，化为经血。气血充盛，血海按时满盈，经事才能如期，正常孕育。

气血源于脏腑，心主血，肝藏血，脾统血。脾胃为其生化之源；肾藏精，精能化血；肺朝百脉，输布精微。五脏安和，气血调畅，血海按时满盈，则月经正常。

胞宫周期性出血，犹如月亮盈亏、海水涨落，月月如期，经常不变，称为"月经"。因有规律和征信地每月来潮一次，又称"月事""月水""月信"等。健康女子14岁左右月经开始来潮。第一次月经来潮称初潮。月经初潮年龄可受地区、气候、体质、营养等的影响提早或推迟，在我国，女子初潮年龄早至11周岁、迟至18周岁，都属正常范围。健康女子一般到49岁左右月经闭止，称为"绝经"或"断经"。在我国，女子46～52岁期间绝经，都属正常范围。

月经从初潮到绝经，除妊娠期、哺乳期外，都是有规律地按时来潮，是女子发育成熟的标志之一。

每次月经一般正常经量为 30~60mL；经色呈暗红色；经质不稀不稠，不凝结，无血块，无特殊气味。经期一般无不适感觉，仅有部分妇女经前和经期有轻微腰酸、小腹发胀、情绪变化等，也属正常现象。由于年龄、体质、气候、生活环境等影响，月经周期、经期、经量等有时也会有所改变。

了解月经产生机理的意义主要在于临床治疗妇科疾病时，应考虑到肾气在妇女生理活动中起主导作用，故补益肾气是重要治疗原则。此外，无论何种原因导致气血失调，都能直接影响冲、任功能，因而调理气血在妇科疾病治疗中为重要原则。脏腑化生气血与冲、任联系密切，其中肝、脾、胃与冲、任二脉关系最为密切，在治疗上，疏肝养肝、健脾和胃也为治疗妇科疾病的重要原则。

对于月经病的治疗，着重在调整全身功能，临证时必须运用四诊八纲认真地进行辨证分析，分清脏、腑、气、血、寒、热、虚、实，然后确定治疗原则。月经病应以补肾滋肾、疏肝养肝、健脾和胃、调理气血、调理冲任为主要治疗原则。此外，古人认为月经周期与月亮的盈亏一样呈周期样变化，与哲学领域阴阳学说的阴阳消长类同，因此，如月经周期出现异常，中医治疗旨在帮助患者建立正常月经周期，用药则应考虑阴阳学说的理念，顺应月经周期。

一、月经先期

月经先期是指月经周期缩短，月经提前 1~2 周而至者，亦称"经早"。西医的排卵型功能性子宫出血及黄体功能不健全所致的子宫出血可归属本病范畴。

月经先期常伴月经过多，可进一步发展为崩漏而变得难于治疗。中医对于月经先期的辨证主要在于辨别气虚或血热。治疗以安冲（脉）为大法，配合补脾益气、清热泻火、清肝解郁等治法。

（一）经早补脾方

处方　黄芪 10g，白术 10g，茯神 10g，龙眼肉 10g，炒酸枣仁 10g，党参

20g，木香 6g，当归 20g，炙甘草 9g，远志 6g，山药 10g，砂仁 6g，白扁豆 15g。

按语 本方补脾益气，固冲调经。方中黄芪、党参、白术、山药、白扁豆、炙甘草健脾益气；当归、茯神、龙眼肉、炒酸枣仁、远志养血安神；木香、砂仁理气和胃。主治由于素体虚弱、劳力过度、忧思不解、饮食失节等原因造成的脾虚统摄失常，导致月经提前、量多、色淡质稀，神疲肢倦，气短懒言，小腹空坠，纳少便溏，舌淡嫩，苔薄白，脉弱，属于脾气虚者。临证以月经量多、色淡质稀、气短懒言为辨证要点。

本方宜从月经干净后开始服用，每日 1 剂，至月经来潮，经期停用。需连续治疗 3 个月经周期以上。待月经周期正常后，可服补气养血膏（详见"妇科膏方"）巩固疗效，善后调理。

（二）经早清热方

处方 牡丹皮 10g，地骨皮 10g，白芍 10g，生地黄 10g，陈皮 6g，黄柏 6g，地榆 10g，茜草 10g，焦栀子 10g，知母 10g，益母草 15g。

按语 本方清热降火，凉血调经。方中牡丹皮、地骨皮、生地黄、知母、黄柏清热；陈皮制约生地黄之滋腻；白芍滋养肝血；地榆、茜草、焦栀子清热凉血；益母草凉血调经。主治由于素体阳盛，或过食温燥辛辣之品，或感受热邪等原因，造成阳盛血热，迫血妄行，导致月经提前、量多，色紫红，质稠，心胸烦闷，渴喜冷饮，便干尿赤，面色红赤，舌红苔黄，脉滑数，属于阳盛血热者。临证以月经量多、色紫红质稠、渴喜冷饮、便干尿赤为辨证要点。

本方宜从月经干净后开始服用，每日 1 剂，至月经来潮，经期停用。需连续治疗 3 个月经周期以上。待月经周期正常后，上方减地榆、茜草，用木糖醇或甜叶菊熬制膏方服用，以巩固疗效，善后调理。

（三）经早清肝方

处方 牡丹皮 10g，炒栀子 10g，当归 10g，白芍 10g，柴胡 6g，茯苓 10g，白术 10g，茜草 10g，炒地榆 10g，益母草 15g，郁金 10g，橘叶 10g。

按语 本方清肝解郁，凉血调经。方中柴胡、郁金、牡丹皮、炒栀子疏肝清热；当归、白芍滋养肝血；茜草、炒地榆、益母草凉血调经；橘叶疏通乳络止痛；茯苓、白术以防肝旺伤及脾土。主治由于素性抑郁不乐、情志内伤日久等原因，造成肝郁化热，热伤冲任，导致月经提前，量多或少，经色紫红，质稠有块，经前乳房、胸胁、少腹胀痛，烦躁易怒，口苦咽干，舌红，苔黄，脉弦数，属于肝郁化热者。临证以月经紫红、经前乳房胸胁少腹胀痛为辨证要点。

本方宜从月经干净后开始服用，每日 1 剂，至月经来潮，经期停用。需连续治疗 3 个月经周期以上。待月经周期正常后，上方减炒地榆、茜草，用木糖醇或甜叶菊熬制膏方服用，以巩固疗效，善后调理。

二、月经后期

月经后期是指月经周期延长，月经错后 7 天以上，甚至错后 3～5 个月而至，但经期正常者，亦称"经迟"。西医的月经稀发归属本病范畴。

月经虽有错后，但不经药物治疗尚能来潮为月经后期，如不经药物治疗不能来潮为闭经（参见闭经篇）。月经错后如伴经量过少，常可进一步发展为闭经，较为难治。中医认为月经错后多由精血不足或邪气阻滞，以致血海不能按时满溢，故经行错后。治疗须辨明虚实，虚证补肾养血，实证理气散寒。

（一）经迟补肾方

处方 人参 6g，山药 20g，熟地黄 10g，陈皮 6g，杜仲 10g，当归 10g，山茱萸 10g，枸杞子 10g，肉苁蓉 10g，肉桂 3g，牛膝 10g，芡实 10g，紫河车 3g（装胶囊吞服）。

按语 本方补肾益气，养血调经。方中人参、山药、熟地黄、杜仲、肉桂、山茱萸、枸杞子、肉苁蓉、牛膝补益肾气；陈皮制约熟地黄之滋腻；当归、紫河车养血调经；芡实止带。主治由于先天不足，或房劳多产，造成精血不足，导致经期错后，量少，色淡黯，质清稀，腰酸腿软，头晕耳鸣，带下清稀，面色晦黯，或面部黯斑，舌淡黯，苔薄白，脉沉细属于肾虚者。临证以月经量少、色淡黯质清稀、腰酸腿软、面色晦黯为辨证要点。

本方宜从月经干净后开始服用，每日 1 剂，至月经来潮，经期停用。需连续治疗 3 个月经周期以上。待月经周期正常后，可服阴阳双补膏（详见"妇科膏方"）巩固疗效，善后调理。

（二）经迟补血方

处方 人参 6g，黄芪 10g，白术 10g，茯苓 10g，当归 10g，阿胶 3g，白芍 10g，熟地黄 10g，远志 6g，陈皮 6g，大枣 10g。

按语 本方补血养营，益气调经。方中人参、黄芪、白术、茯苓健脾益气；当归、阿胶、白芍、熟地黄、大枣养血调经；远志安神；陈皮防止补药壅滞。主治由于反复人流、药流，或多产，或长期哺乳，或病后体虚，或减肥节食等原因造成气虚血少，导致月经错后，量少，色淡质稀，小腹空痛，头晕眼花，心悸失眠，皮肤不润，面色苍白或萎黄，舌淡，苔薄，脉细无力，属于血虚者。临证以月经量少、色淡质稀、头晕眼花、面色苍白或萎黄为辨证要点。

本方宜从月经干净后开始服用，每日 1 剂，至月经来潮，经期停用。需连续治疗 3 个月经周期以上。待月经周期正常后，可服补气养血膏（详见"妇科膏方"）巩固疗效，善后调理。

（三）经迟散寒方

处方 当归 10g，川芎 6g，赤芍 10g，肉桂 3g，小茴香 6g，香附 10g，延胡索 10g，牛膝 10g，莪术 10g，丹参 10g，益母草 15g，鸡血藤 10g。

按语 本方温经散寒，活血调经。方中当归、川芎、赤芍、益母草、鸡血藤养血通经；肉桂、小茴香、香附、延胡索温中散寒止痛；牛膝、莪术、丹参活血化瘀通经。主治由于经产之时感受寒邪，或过服寒凉等原因造成血为寒凝，气血运行迟滞，导致月经错后、量少，经色紫黯，有块，小腹冷痛拒按，得热痛减，畏寒肢冷，舌黯，苔白，脉沉紧或沉迟，属于血寒者。临证以月经量少、经色紫黯、有块、小腹冷痛拒按为辨证要点。

本方宜从月经干净后开始服用，每日 1 剂，至月经来潮，经期停用。需连续治疗 3 个月经周期以上。待月经周期正常后，可服暖宫调经膏（详见"妇科膏方"）巩固疗效，善后调理。

（四）经迟理气方

处方　柴胡 6g，香附 10g，木香 6g，当归 20g，延胡索 10g，川楝子 10g，乌药 10g，川芎 6g，丹参 10g，莪术 10g，鸡血藤 10g。

按语　本方理气行滞，活血调经。方中柴胡、香附、木香、延胡索、川楝子、乌药疏肝理气止痛；当归、川芎、丹参、莪术、鸡血藤活血通经。主治由于素性抑郁、情志不遂等原因造成气机阻滞，血行不畅，导致月经错后，量少，经色黯红或有血块，小腹胀痛，精神抑郁，胸闷不舒，舌象正常，脉弦，属于气滞者。临证以月经量少、小腹胀痛、精神抑郁、胸闷不舒为辨证要点。

本方宜从月经干净后开始服用，每日 1 剂，至月经来潮，经期停用。需连续治疗 3 个月经周期以上。待月经周期正常后，可服理气疏肝膏（详见"妇科膏方"）加当归 20g、乌药 10g、鸡血藤 10g 熬制膏方，以巩固疗效，善后调理。

三、月经先后无定期

月经先后无定期是指月经或提前或错后 1～2 周者，又称"经乱"。西医的排卵型功能性子宫出血的月经周期不规则可归属本病范畴。

月经周期前后无定，若伴有经量增多，常可发展为崩漏，较为难治。如青春期初潮后 1 年内及更年期出现月经先后无定期无其他证候者，可暂不予治疗。月经先后无定期以冲任气血不调、血海蓄溢失常为主、故以调理冲任气血、调补脾肾、疏肝解郁为主。

（一）经乱补肾方

处方　人参 6g，熟地黄 10g，山药 10g，山茱萸 10g，远志 6g，菟丝子

10g, 杜仲 10g, 巴戟天 10g, 鹿角霜 10g, 沙苑子 10g, 金樱子 10g, 陈皮 6g。

按语 本方补肾益气,养血调经。方中熟地黄、山茱萸、菟丝子、杜仲、巴戟天、鹿角霜、沙苑子、金樱子补益肾气;人参、山药健脾益气;远志安神;陈皮制约补药壅滞。主治由于年少肾气未充,或更年期肾气渐衰,或素体肾气不足,或房劳多产,或久病大病之后等原因,造成肾气不充,开阖不利,导致经行或先或后,量少色淡质稀,头晕耳鸣,腰酸腿软,小便频数,舌淡,苔薄,脉沉细,属于肾虚者。临证以月经量少色淡质稀、腰酸腿软为辨证要点。

本方宜从月经干净后开始服用,每日 1 剂,至月经来潮,经期停用。需连续治疗 3 个月经周期以上。待月经周期正常后,可服六味地黄膏(详见"妇科膏方")巩固疗效,善后调理。

(二)经乱补脾方

处方 人参 6g, 黄芪 10g, 白术 10g, 当归 10g, 茯苓 20g, 炒酸枣仁 10g, 龙眼肉 10g, 砂仁 6g, 陈皮 6g, 益母草 15g。

经量多者可在经期加棕榈炭 10g, 艾叶炭 10g, 茜草 10g。

按语 本方补脾益气,养血调经。方中人参、黄芪、白术、茯苓健脾益气;当归、龙眼肉、益母草养血调经;炒酸枣仁养血安神;砂仁、陈皮理气和胃,防止补药壅滞。加棕榈炭、艾叶炭、茜草止血。主治由于素体脾虚,或饮食失节,或思虑过度等原因,造成统摄无权,生化不足,导致经行或先或后,量多,色淡质稀,神倦乏力,脘腹胀满,纳呆食少,舌淡嫩,苔薄,脉缓,属于脾虚者。临证以月经量多色淡质稀、神倦乏力为辨证要点。

本方宜从月经干净后开始服用,每日 1 剂,至月经来潮,经期停用。需连续治疗 3 个月经周期以上。待月经周期正常后,可服补气养血膏(详见"妇科膏方")巩固疗效,善后调理。

(三)经乱疏肝方

处方 柴胡 6g, 郁金 10g, 当归 20g, 白芍 10g, 红花 10g, 白术 10g,

茯苓 10g，薄荷 6g，香附 10g，延胡索 10g，枳壳 6g，厚朴 6g，陈皮 6g，橘叶 10g。

按语　本方疏肝解郁，和血调经。方中柴胡、郁金、香附、枳壳、厚朴疏肝理气和胃；当归、白芍滋养肝血调经；延胡索、陈皮、橘叶理气止痛；红花化瘀；白术、茯苓健脾；薄荷疏散肝气。主治由于素性抑郁，或七情过极等原因，造成肝气逆乱，导致经行或先或后，经量或多或少，色黯红，有血块，或经行不畅，胸胁、乳房、少腹胀痛，精神郁闷，时时太息，嗳气食少，舌暗，苔薄，脉弦，属于肝郁者。临证以经期胸胁乳房少腹胀痛、时时太息为辨证要点。

本方宜从月经干净后开始服用，每日 1 剂，至月经来潮，经期停用。需连续治疗 3 个月经周期以上。待月经周期正常后，可服理气疏肝膏（详见"妇科膏方"）巩固疗效，善后调理。

以上月经先期、月经后期、月经先后不定期等病症均为月经周期出现异常，中医治疗旨在帮助患者调整月经周期，建立正常月经周期（简称"调周"），治疗应顺应月经周期，用药可参考表 1-1。

表 1-1　调整月经周期紊乱（调周）用药建议（中药人工周期）

周期	卵泡期（月经后）月经第 3~13 天	排卵期月经第 13~16 天	黄体期月经第 16~24 天	黄体期（月经前）月经第 24~29 天
治则	补阴、补血为主	阴阳并补	补阳为主	暖宫活血为主
治法	补肾填精 健脾养血	补益精血 温补肾阳	温补阳气 暖宫活血	温通经脉 活血化瘀
宜用药物	当归、熟地黄、川芎、白芍、桑椹、覆盆子	巴戟天、肉苁蓉、菟丝子、当归、熟地黄、白芍	巴戟天、肉苁蓉、当归、川芎、白芍、红花、艾叶、鸡血藤	当归尾、川芎、赤芍、桃仁、红花、艾叶、鸡血藤、泽兰、益母草

四、月经过少

月经过少是指月经周期正常，经量明显少于既往，经期不足 2 天，甚或点滴即净者,亦称"经少"。月经过少伴月经后期者,常可发展为闭经。

西医的性腺功能低下、子宫内膜结核、子宫内膜炎症或刮宫过深等引起的月经过少可归属本病范畴。凡属器质性病变者,病程较长,疗效较差。

月经过少的发生多由肾虚或血虚,冲任气血不足;或血寒或血瘀,气血瘀滞冲任,血海满溢不足所致。治疗应注重分辨虚实:虚证重在补肾益精,或补血益气以滋经血;实证重在温经行滞,或祛瘀行血以通冲任。

(一)经少补肾方

处方 当归10g,熟地黄10g,山茱萸10g,杜仲10g,山药10g,牛膝10g,丹参10g,续断10g,益智仁10g,陈皮10g,紫河车3g(装胶囊吞服)。

按语 本方补肾益精,养血调经。方中熟地黄、山茱萸、杜仲、山药、续断、益智仁、紫河车补益肾精;当归、牛膝、丹参养血通经;陈皮理气和胃,防熟地黄滋腻。主治由于先天禀赋不足,或房劳久病,或屡次人流药流等原因,造成精亏血少,血海满溢不足,导致经来量少,点滴即止,血色淡黯,质稀,腰酸腿软,头晕耳鸣,小便频数,舌淡,苔薄,脉沉细,B超提示子宫内膜较薄,属于肾虚者。临证以经来点滴即止、血色淡黯质稀、腰酸腿软为辨证要点。

本方宜从月经第3~4天开始服用,每日1剂,至月经来潮。需连续治疗3个月经周期以上。待经量正常后,可用六味地黄膏(详见"妇科膏方")加紫河车3g(装胶囊吞服)巩固疗效,善后调理。

(二)经少补血方

处方 党参20g,山药20g,黄芪20g,白术20g,茯苓20g,川芎6g,当归20g,白芍20g,熟地黄10g,炒酸枣仁10g,砂仁10g,陈皮6g,紫河车3g(装胶囊吞服)。

按语 本方补血益气调经。方中党参、黄芪、白术、茯苓、山药、当归、白芍、熟地黄补气养血;砂仁、陈皮以防大队补益药之滋腻;紫河车大补精血;炒酸枣仁安神助眠,以利新血再生。主治由于数伤于血,或大病久病,或饮食劳倦,或思虑过度等原因,造成营血亏虚,冲任气血不足,导致经来量少，不日即净，或点滴即止，经色淡红，质稀，头晕眼花，心悸失眠，食少纳呆，皮肤不润，面色萎黄，舌淡，苔薄，脉细无力，B 超提示子宫内膜较薄，属于血虚者。临证以经量少质稀、头晕眼花、面色萎黄为辨证要点。

本方宜从月经第 3~4 天开始服用，每日 1 剂，至月经来潮。需连续治疗 3 个月经周期以上。待经量正常后，可服用补气养血膏（详见"妇科膏方"）加紫河车 3g（装胶囊吞服）巩固疗效，善后调理。

（三）经少温经方

处方 吴茱萸 3g，当归 10g，白芍 10g，川芎 6g，人参 6g，桂枝 6g，阿胶 3g，赤芍 10g，鸡血藤 10g，香附 10g，延胡索 10g，乌药 10g。

按语 本方温经散寒，活血调经。方中吴茱萸、桂枝、乌药温经散寒；人参、阿胶、当归、白芍补血；川芎、赤芍、鸡血藤、香附、延胡索活血化瘀。主治由于经期、产后感受寒邪，或过食生冷等原因，造成血为寒滞，瘀滞冲任，导致经行量少，色黯红，小腹冷痛，得热痛减，畏寒肢冷，面色青白，舌黯，苔白，脉沉紧，属于血寒者。临证以经量少色黯红、小腹冷痛、得热痛减为辨证要点。

本方宜从月经第 3~4 天开始服用，每日 1 剂，至月经来潮。需连续治疗 3 个月经周期以上。待经量正常后，可服用暖宫调经膏（详见"妇科膏方"）巩固疗效，善后调理。

（四）经少化瘀方

处方 当归 20g，山楂 10g，川芎 6g，香附 10g，红花 10g，乌药 10g，延胡索 10g，吴茱萸 3g，泽兰 10g，鸡血藤 30g。

按语 本方活血化瘀，理气调经。方中当归、山楂、川芎、香附、红花、乌药、泽兰、鸡血藤理气活血化瘀；延胡索、吴茱萸温通瘀血止痛。主治经期产后，余血未净，或感受邪气，或七情内伤等原因，造成气滞血瘀，导致经行涩少，色紫黑有块，小腹刺痛拒按，血块下后痛减，或胸胁胀痛，舌紫黯，或有瘀斑紫点，脉涩，属于血瘀者。临证以经量少、色紫黑有块、小腹刺痛拒按为辨证要点。

本方宜从月经第 3~4 天开始服用，每日 1 剂，至月经来潮。需连续治疗 3 个月经周期以上。待经量正常后，可用上方去吴茱萸、山楂、泽兰熬制膏方服用，以巩固疗效，善后调理。

五、月经过多

月经过多是指月经周期正常，经量明显多于既往者，亦称"经多"。

西医的排卵型功能性子宫出血、子宫肌瘤、盆腔炎症、子宫内膜异位症、宫内节育器等引起的月经过多可归属本病范畴。

月经过多常由气虚血失统摄，冲任不固；或血热热扰冲任，迫血妄行；或血瘀瘀阻冲任，血不归经所致。治宜分辨虚实、寒热；平时注重治本调经，经时侧重固冲止血为好。

（一）经多补气方

处方 党参 20g，白术 10g，黄芪 10g，熟地黄 10g，白芍 20g，茜草 10g，续断 10g，陈皮 6g，茯苓 10g，炙甘草 9g。

经期可加棕榈炭 10g，艾叶炭 9g，仙鹤草 15g。

按语 本方补气升提，固冲止血。方中党参、白术、黄芪、茯苓、炙甘草健脾补气；熟地黄、白芍补血；续断补益肝肾；陈皮理气和胃，防熟地滋腻；茜草止血；加棕榈炭、艾叶炭、仙鹤草固冲止血。主治由于素体虚弱，或饮食失节，或劳倦过度，或大病久病等原因造成损伤脾胃，中气不足，血失统摄，导致行经量多，色淡红，质清稀，神疲体倦，气短懒言，小腹空坠，面色㿠白，舌淡嫩，苔薄，脉缓弱，属于气虚者。临证以经量多、色淡质稀、神疲体倦、气短懒言为辨证要点。

本方宜从月经第 3~4 天开始服用，每日 1 剂，至月经来潮，经量减少。需连续治疗 3 个月经周期以上。待经量正常后，可服用补气养血膏（详见"妇科膏方"）巩固疗效，善后调理。

（二）经多清热方

处方　生地黄 10g，黄芩 10g，黄柏 10g，白芍 10g，茜草 10g，益母草 15g，炒地榆 10g，槐花 10g，败酱草 15g，薏苡仁 15g，鸡血藤 30g。

经期可加小蓟 30g，焦栀子 10g，仙鹤草 15g。

按语　本方清热凉血，固冲止血。方中生地黄、黄芩、黄柏、白芍清热凉血；茜草、炒地榆、槐花凉血止血；益母草、鸡血藤调经；败酱草、薏苡仁清热止带。加小蓟、焦栀子、仙鹤草止血。主治由于素体阳盛，或恣食辛燥，或感受热邪，或七情过极等原因，造成郁而化热，迫血妄行，导致经行量多，色鲜红或深红，经质黏稠，或有腐臭味，带黄淋漓，口渴饮冷，心烦多梦，尿黄便结，舌红，苔黄，脉滑数，属于血热者。临证以经量多色鲜红、经黏稠有腐臭味、带黄淋漓为辨证要点。

本方宜从月经第 3~4 天开始服用，每日 1 剂，至月经来潮，经量减少。需连续治疗 3 个月经周期以上。待经量正常后，可用上方减茜草、炒地榆、仙鹤草，用木糖醇或甜叶菊熬制膏方服用，以巩固疗效，善后调理。

（三）经多化瘀方

处方　当归 10g，赤芍 10g，川芎 6g，桃仁 10g，红花 5g，三七 1.5g，茜草 10g，延胡索 10g，香附 10g，炒地榆 10g，益母草 15g。

经期可改三七为 3g，加蒲黄炭 6g。

按语　本方活血化瘀，固冲止血。方中当归、赤芍、川芎、桃仁、红花、益母草活血化瘀；延胡索、香附理气化瘀；三七、茜草、炒地榆止血；加蒲黄炭化瘀止血。主治由于或素性抑郁，忿怒过度，或经期、产后感受外邪，或不禁房事等原因，造成瘀阻冲任，导致经行量多，色紫黯，质稠有血块，经行腹痛，或平时小腹胀痛，舌紫黯或有瘀点，脉涩有力属于血瘀者。临证以经量多、色紫黯有血块、经行腹痛为辨证要点。

本方宜从月经第 3~4 天开始服用，每日 1 剂，至月经来潮，经量减少。需连续治疗 3 个月经周期以上。待经量正常后，可用上方减茜草、炒地榆，用木糖醇或甜叶菊熬制膏方服用，以巩固疗效，善后调理。

六、经期延长

经期延长指月经周期正常，经期超过 7 天以上，甚或 2 周方净者，亦称"经长"。

西医的排卵型功能性子宫出血的黄体萎缩不全、盆腔炎、子宫内膜炎、宫内节育器等引起的经期延长均可归属本病范畴。

气虚中气不足，冲任不固；或阴亏阴虚内热，热扰冲任；或邪瘀瘀阻冲任，使经血失于制约，是导致经期延长的主要原因。治疗应分辨虚实，以固冲调经为大法。虚者重在补气升提，阴虚者重在养阴清热，瘀血者重在以通为止，切不可因为出血而概投固涩之剂。

（一）经长补气方

处方　人参 6g，黄芪 10g，白术 10g，炙甘草 9g，熟地黄 10g，阿胶 6g，艾叶 10g，龙眼肉 10g，当归 10g，陈皮 6g。

月经第 3 天加棕榈炭 10g，茜草 10g，仙鹤草 15g。

按语　本方补气升提，固冲调经。方中人参、黄芪、白术、炙甘草、熟地黄、阿胶、龙眼肉、当归补益气血；陈皮防熟地黄、阿胶滋腻。加棕榈炭、茜草、仙鹤草止血。主治由于素体虚弱，或劳倦过度等原因，造成中气不足，冲任不固，导致经行时间延长，量多，经色淡红、质稀，肢倦神疲，气短懒言，面色㿠白，舌淡嫩，苔薄，脉缓弱属于气虚者。临证以经期延长、经量多色淡质稀、气短懒言、面色㿠白为辨证要点。

本方宜从月经第 15 天开始服用，每日 1 剂，至月经干净。需连续治疗 3 个月经周期以上。待经期正常后，可服用补气养血膏（详见"妇科膏方"）巩固疗效，善后调理。

（二）经长养阴方

处方　生地黄 10g，牡丹皮 10g，白芍 10g，玄参 10g，黄柏 6g，女贞子 10g，墨旱莲 10g，熟地黄 10g，鸡血藤 10g，陈皮 6g，地骨皮 10g。

月经第 3 天加茜草 10g，鸡血藤加至 20g。

按语 本方养阴清热，凉血调经。方中生地黄、牡丹皮、白芍、玄参、黄柏、女贞子、墨旱莲、熟地黄、地骨皮养阴清热；陈皮防熟地黄滋腻；鸡血藤止血；加茜草凉血止血。主治由于素体阴虚，或病久伤阴，或多产、哺乳期长等原因，造成阴虚内热，热扰冲任，导致经行时间延长，量少，经色鲜红质稠，咽干口燥，潮热颧红，手足心热，大便燥结，舌红，苔少，脉细数，属于虚热者。临证以经期延长、经量少色鲜红、潮热颧红、手足心热为辨证要点。

本方宜从月经第 15 天开始服用，每日 1 剂，至月经干净。需连续治疗 3 个月经周期以上。待经期正常后，上方用木糖醇或甜叶菊熬制膏方，以巩固疗效，善后调理。

（三）经长祛瘀方

处方 当归 10g，白芍 10g，川芎 6g，泽兰 10g，牛膝 10g，鸡血藤 15g，乌药 10g，益母草 30g。

月经第 3 天加棕榈炭 10g，蒲黄炭 6g，茜草 10g。

按语 本方活血祛瘀，固冲调经。方中当归、白芍、川芎、泽兰、牛膝、鸡血藤、益母草养血活血；乌药理气止痛。加棕榈炭、蒲黄炭、茜草化瘀止血。主治由于经期交合以致邪客胞宫，或宫内节育器等原因，造成邪阻冲任，导致经行时间延长，量或多或少，经色紫黯有血块，或呈咖色，经行小腹疼痛拒按，舌紫黯或有小瘀点，脉涩有力，属于血瘀者。临证以经期延长、经色紫黯有块或呈咖色、小腹疼痛拒按为辨证要点。

本方宜从月经第 15 天开始服用，每日 1 剂，至月经干净。需连续治疗 3 个月经周期以上。待经期正常后，上方用木糖醇或甜叶菊熬制膏方服用，以巩固疗效，善后调理。

七、崩漏

崩漏是指女子不在行经期间阴道突然大量出血者称为"崩中"；或淋漓下血不断长达 2 周以上者称为"漏下"。因崩与漏常交替出现，并因果相干，故合称为"崩漏"。

西医的无排卵型功能性子宫出血、子宫内膜炎和某些生殖器肿瘤引起的不规则阴道出血可归属本病范畴。

崩漏属常见病，但缠绵难愈，是妇科的疑难重症。或肾阴虚损，阴虚内热，迫血妄行；或中气下陷，冲任不固，血失统摄；或热伤冲任，迫血妄行；或冲任瘀阻，血不循经，均可致经血非时而下，形成崩漏。

崩漏的治疗较为复杂，需辨明寒、热、虚、实，根据病情缓急轻重、出血的久暂，"急则治其标，缓则治其本"。临证须遵循古人之训，按照"塞流、澄源、复旧"的顺序进行治疗。"塞流"即是止血，此乃治疗的当务之急，治崩宜固摄升提，不宜辛温行血；治漏宜养血行气，不可偏于固涩。血止之后即可"澄源"，以利求因治本，目的是帮助患者建立正常月经周期，防止经血非时而下，可根据辨证分别采用补肾、健脾、清热、理气、化瘀等法。"复旧"即是调理善后，可根据辨证调理脾胃，益肾调经，防止崩漏复发。

（一）崩漏滋阴方

处方 ①塞流方：熟地黄 10g，山药 10g，枸杞子 10g，山茱萸 10g，菟丝子 10g，鹿角胶 10g，龟甲胶 10g，墨旱莲 10g，炒地榆 10g，生地黄 10g，陈皮 6g，地骨皮 10g，茜草 10g。

②澄源方：上方减炒地榆、茜草。

③复旧方：六味地黄膏（详见"妇科膏方"）加知母 10g，黄柏 6g，茜草 10g 熬制膏方服用。

按语 塞流方滋肾益阴，固冲止血。方中熟地黄、生地黄、山药、枸杞子、山茱萸、菟丝子滋阴补肾；鹿角胶、龟甲胶、墨旱莲、炒地榆、茜草补肾止血；地骨皮清虚热；陈皮制约熟地黄、生地黄之滋腻。主治由于先天肾气不足，或少女肾气稚弱，或更年期肾气渐衰，或早婚多产，或房事不节等原因，造成肾阴虚损，阴虚内热，迫血妄行，导致经血非时而下，出血量少或多，淋漓不断，以漏为多见，血色鲜红质稠，头晕耳鸣，腰酸膝软，手足心热，颧赤唇红，舌红，苔少，脉细数，属于肾阴虚者。临证以月经淋漓不断、血色鲜红质稠、手足心热为辨证要点。

塞流方主要用于崩漏出血之时，针对出血治疗，每日 1 剂，至血止。澄源方宜血止后服用，每日 1 剂，至下次月经来潮，主要针对病因治疗，并帮助患者建立正常月经周期。复旧方宜于月经周期、经期、经量基本正常后巩固疗效，善后调理使用。

（二）崩漏补脾方

处方 ①塞流方：黄芪10g，人参6g，白术10g，煅龙骨20g，煅牡蛎20g，山茱萸10g，白芍10g，海螵蛸10g，茜草10g，棕榈炭10g，五倍子6g，陈皮6g，藕节10g。

②澄源方：上方减煅龙骨、煅牡蛎、海螵蛸、茜草、棕榈炭、藕节。

③复旧方：补气养血膏（详见"妇科膏方"）加仙鹤草15g熬制膏方服用。

按语 塞流方健脾益气，固冲止血。方中黄芪、白术、人参补气摄血；山茱萸、白芍补肾补血；煅龙骨、煅牡蛎、海螵蛸、茜草、棕榈炭、五倍子、藕节止血；陈皮理气以防滞涩。主治由于忧思过度，或饮食劳倦等原因造成中气下陷，血失统摄，导致经血非时而下，量多如崩，或淋漓不断，色淡质稀，神疲体倦，气短懒言，不思饮食，四肢不温，或面浮肢肿，面色淡黄，舌淡嫩，苔薄白，脉缓弱，属于脾虚者。临证以月经量多如崩、色淡质稀、神疲体倦气短为辨证要点。

塞流方主要用于崩漏出血之时，针对出血治疗，每日1剂，至血止。澄源方宜血止后服用，每日1剂，至下次月经来潮，主要针对病因治疗，并帮助患者建立正常月经周期。复旧方宜于月经周期、经期、经量基本正常后巩固疗效，善后调理使用。

（三）崩漏凉血方

处方 ①塞流方：生地黄10g，地骨皮10g，阿胶3g，黄芩10g，陈皮6g，藕节10g，棕榈炭10g，地榆10g，焦栀子10g，牡丹皮10g，益母草30g，柴胡6g，蒲黄炭6g。

②澄源方：上方减藕节、棕榈炭、地榆、焦栀子、蒲黄炭。

③复旧方：继续使用澄源方，用木糖醇或甜叶菊熬制膏方服用。

按语 塞流方清热凉血，固冲止血。方中生地黄、地骨皮、黄芩、焦栀子、牡丹皮清热凉血止血；藕节、棕榈炭、地榆、蒲黄炭止血；阿胶补血；

益母草、柴胡调经疏肝；陈皮制约生地黄之滋腻。主治由于情志不遂，肝郁化火，或素体阳盛，或过食辛辣，或感受热邪等原因造成热邪迫血妄行，导致经血非时而下，量多如崩，或淋漓不断，血色深红，质稠，心烦少寐，渴喜冷饮，头晕面赤，舌红，苔黄，脉滑数，属于血热者。临证以月经量多如崩或淋漓不断、血色深红质稠、渴喜冷饮为辨证要点。

塞流方主要用于崩漏出血之时，针对出血治疗，每日1剂，至血止。澄源方宜血止后服用，每日1剂，至下次月经来潮，主要针对病因治疗，并帮助患者建立正常月经周期。复旧方宜于月经周期、经期、经量基本正常后巩固疗效，善后调理使用。

（四）崩漏逐瘀方

处方 ①塞流方：当归10g，川芎6g，三七1.5g，牡丹皮10g，丹参10g，艾叶炭10g，阿胶3g，蒲黄炭6g，海螵蛸10g，鸡血藤10g，延胡索10g，益母草30g。

②澄源方：上方减艾叶炭、阿胶、蒲黄炭、海螵蛸。

③复旧方：继续使用澄源方，用木糖醇或甜叶菊熬制膏方服用。

按语 塞流方活血祛瘀，固冲止血。方中当归、川芎、丹参、鸡血藤、牡丹皮、益母草活血化瘀；三七、艾叶炭、阿胶、蒲黄炭、海螵蛸止血；延胡索理气止痛。主治由于七情内伤，气滞血瘀，或感受寒邪等原因造成寒凝气血，瘀阻冲任，导致经血非时而下，量多或少，淋漓不净，以漏为多，血色紫黯有块，小腹疼痛拒按，舌紫黯或有瘀点，脉涩，属于血瘀者。临证以月经淋漓漏下、血色紫黯有块为辨证要点。

塞流方主要用于崩漏出血之时，针对出血治疗，每日1剂，至血止。澄源方宜血止后服用，每日1剂，至下次月经来潮，主要针对病因治疗，并帮助患者建立正常月经周期。复旧方宜于月经周期、经期、经量基本正常后巩固疗效，善后调理使用。

■ 附：崩漏的外治方法

艾条灸：选隐白（图1-1）_双。将艾条点燃，熏灸双侧隐白穴（图1-2），灸至皮肤潮红为好。每日 1~2 次，至出血明显减少。

按语　灸隐白穴有较好的止血作用，常用于崩漏出血量多之时。

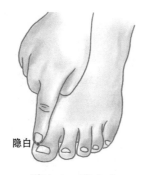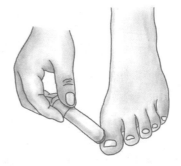

图 1-1　隐白穴　　　　图 1-2　点燃艾条熏灸隐白穴

八、痛经

月经期间或行经前后，出现周期性小腹疼痛、坠胀，或痛引腰骶，或伴有呕吐、腹泻等不适，严重者甚至剧痛昏厥，以致影响生活质量和工作。本病是妇科常见病，发病率约 50%。

西医认为痛经分为原发性和继发性两种。原发性又称功能性痛经，系指生殖器官无明显器质性病变者，约占痛经患者的 50%，多发于月经初潮后 2~3 年的青春期少女或未生育的年轻女子，常于婚后或分娩后自行消失，妇检多无明显病变，部分患者可有子宫颈狭窄、子宫前倾或后倾等，功能性痛经容易痊愈。而继发性者常继发于生殖器官某些器质性病变，如盆腔子宫内膜异位症、子宫腺肌病、慢性盆腔炎、子宫内膜增厚等，病程较长，缠绵难愈。

近年来继发性痛经发病率明显增高，就诊率明显增加，尤以子宫内膜异位症、子宫腺肌病、卵巢巧克力囊肿、盆腔积液所致重度痛经日渐增多，B 超检查、血液 CA125 升高可帮助确诊。中医认为气滞血瘀或络伤血瘀，或寒凝血瘀，均可致邪气阻滞胞宫，不通则痛，属于实证。肾气不足或气血亏虚均可致精血不养胞宫，不荣则痛，属于虚证。

痛经临床辨证尤以寒凝血瘀者较为多见，属于实证，治疗应以调理气血、通经止痛为主，实则行而通之，寒者温而通之，虚则补而通之，通则不痛。此外，痛经治疗无论是口服药物还是外治方法（除针刺、穴位注射外），均应尽量选择在经前 10 天进行，且应按月经周期连续治疗 3 个月，以防复发。平时还应特别注意腹部和下肢的保暖，避免经期受寒。

（一）理气止痛方

处方 五灵脂 10g，当归 20g，川芎 6g，桃仁 10g，艾叶 3g，延胡索 10g，牡丹皮 10g，赤芍 10g，乌药 10g，枳壳 6g，川楝子 10g，甘草 9g，香附 10g，红花 10g。

按语 本方疏肝行气，祛瘀止痛。方中乌药、枳壳、川楝子、香附行气止痛；五灵脂、当归、川芎、桃仁、延胡索、牡丹皮、赤芍、红花活血化瘀止痛；艾叶暖宫止痛；甘草调和诸药。主治由于情志不疏或忧郁愤怒等原因造成肝气郁结，血行瘀阻，导致经前 3~5 天或经期小腹胀痛拒按，或剧痛难忍，或阵发性加剧，胸胁、乳房胀痛，情绪不安，烦躁易怒，经行不畅，经色紫黯有块，块下痛减，舌紫黯，或有瘀点，脉弦或弦涩有力，属于气滞血瘀者。临证以经期小腹胀痛拒按、胸胁乳房胀痛、经行不畅为辨证要点。

本方宜于月经前 10 天开始服用，每日 1 剂，至月经来潮，疼痛缓解，需连续治疗 3 个月经周期以上。待痛经缓解后，可服用疏肝理气膏（详见"妇科膏方"）巩固疗效，善后调理。

（二）温经止痛方

处方 当归 20g，肉桂 3g，白芍 10g，细辛 3g，吴茱萸 3g，延胡索 10g，艾叶 9g，香附 10g，干姜 6g，炙甘草 9g，淡附片 6g，生姜 6g，益母草 30g，红花 10g。

按语 本方温经散寒，通络止痛。方中肉桂、细辛、吴茱萸、延胡索、艾叶、干姜、淡附片、生姜温经散寒止痛；当归、香附、益母草、红花活血止痛；白芍、炙甘草缓急止痛。主治由于平时或经期受寒，或反复流产，失于调养等原因，造成寒邪凝滞气血，导致经前数日及经期小腹冷痛，甚而绞痛、刺痛，按之痛甚，喜热熨而疼痛稍有缓解，甚则冷汗，四肢冰凉，月经后期，量少涩滞不畅，色黯褐或如黑豆汁，有血块，舌黯紫、有瘀点瘀斑，苔白润或滑腻，脉沉弦或沉紧，属于寒凝血瘀者。临证以经期小腹冷痛喜热熨、四肢冰凉、月经量少涩滞不畅为辨证要点。

本方宜于月经前10天开始服用,每日1剂,至月经来潮疼痛缓解,需连续治疗3个月经周期以上。或可于月经前10天开始服用暖宫调经膏(详见"妇科膏方"),至月经来潮疼痛缓解,需连续治疗3个月经周期以上。

(三)养血止痛方

处方 黄芪20g,党参10g,当归20g,川芎6g,白芍20g,熟地黄10g,陈皮6g,炒酸枣仁10g,艾叶9g,砂仁6g,龙眼肉10g,阿胶3g,炙甘草10g,延胡索10g。

按语 本方益气养血,调补冲任。方中黄芪、党参、当归、熟地黄、龙眼肉、阿胶补气养血;艾叶、白芍、炙甘草、延胡索缓急止痛;川芎活血养血;陈皮、砂仁理气和胃;炒酸枣仁安神以利新血再生。主治由于素体虚弱等原因造成气血失于温养,导致经期或经后小腹隐隐疼痛,喜温喜按,或有小腹坠胀感,月经量少,经色淡红,经质清稀,面色无华,神疲乏力,头晕目眩,心悸怔忡,失眠多梦,舌质淡,脉虚细,属于气血虚弱者。临证以经期或经后小腹隐隐疼痛、喜温喜按为辨证要点。

本方宜于月经前10天开始服用,每日1剂,至月经来潮疼痛缓解,需连续治疗3个月经周期以上。待痛经缓解后,可服用补气养血膏(详见"妇科膏方")巩固疗效,善后调理。

(四)补肾止痛方

处方 山药20g,山萸肉10g,当归20g,白芍10g,炙甘草10g,川芎6g,巴戟天10g,桑寄生30g,干姜6g,续断10g,艾叶9g,小茴香6g,沙苑子10g,阿胶3g。

按语 本方补肾填精,养血止痛。方中山药、山萸肉、巴戟天、沙苑子、桑寄生、续断温补肾气;当归、白芍、川芎、阿胶养血;干姜、艾叶、小茴香温暖下元而止痛;炙甘草缓急止痛。主治由于先天不足等原因造成肾精不足,失于温养,导致经期或经后小腹隐痛,或经前脐下作痛,遇寒加剧,喜温喜按。月经后期,量少色淡质稀,面色苍白或晦黯,腰膝酸软冷痛,四肢不温,形寒畏冷,头晕目眩,心悸耳鸣,舌质淡,苔白润,脉沉弱,属于肾气不足者。临证以经期或经后小腹隐隐疼痛、腰膝酸软冷痛、四肢不温为辨证要点。

本方宜于月经前10天开始服用,每日1剂,至月经来潮疼痛缓解,需连续治疗3个月经周期以上。待痛经缓解后,可服用阴阳双补膏(详见"妇科膏方")巩固疗效,善后调理。

附:痛经的外治方法

1. 针刺

选穴 实证选中极(图1-3)、三阴交(图1-4)双、地机(图1-5)双;虚证选关元(图1-3)、气海(图1-3)、三阴交(图1-4)双、足三里(图1-6)双。

操作 针刺时可在腹部加用TDP神灯(图1-7)温熨30分钟。

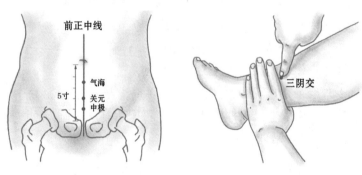

图1-3 气海、关元、中极穴   图1-4 三阴交穴

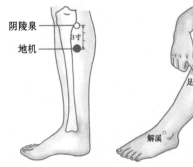
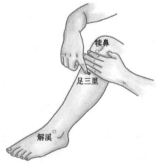
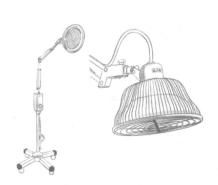

图1-5 地机穴   图1-6 足三里穴   图1-7 TDP神灯

疗程 月经前 5 天开始针刺，每日 1 次，连续治疗至月经来潮痛止，连续治疗 3 个月经周期。

按语 针刺治疗实证痛经效果较好，有快速止痛效应。

2. 穴位注射

选穴 足三里（图 1-6）双或三阴交（图 1-4）双。

操作 痛经时选复方当归、红花、丹参、安痛定、阿托品（0.5mg）、维生素 B_1、维生素 B_{12}、生理盐水等注射液任意 1 种，局部皮肤碘伏消毒，每穴注射 0.5～1mL。

疗程 每日 1 次，至痛止。

按语 主要用于即时快速止痛，临床常用于疼痛较重者。

3. 隔物灸

选穴 神阙（图 1-8）、关元（图 1-3）。

操作 将干燥的食盐填敷于脐部，鲜姜切成直径 2～3cm、厚 0.2～0.3cm 的薄片，中间以针穿数孔（图 1-9），将姜片置于应灸腧穴处，上置大艾炷点燃施灸（图 1-10、图 1-11），艾炷燃尽，易炷再灸，连续施灸 5～6 壮，至皮肤潮红或疼痛缓解不起疱为好。

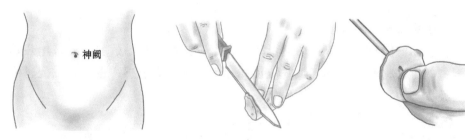

图 1-8 神阙穴　　　　　图 1-9 生姜切片、穿孔

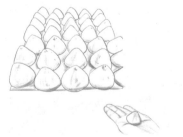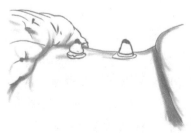

图 1-10 艾炷　　　　图 1-11 姜片置于腧穴处，上置
大艾炷点燃施灸

　　疗程　月经前 10 天开始灸治，每日 1 次，连续治疗至月经来潮痛止，连续治疗 3 个月经周期。

4. 温灸器灸

　　选穴　神阙（图 1-8）、关元（图 1-3）、八髎穴区（图 1-12）。

　　操作　施灸时将艾绒或艾条装入或插入温灸器（图 1-13），点燃后置于施灸部位进行熨灸，灸至皮肤潮红为好。

　　疗程　月经前 10 天开始灸治，每日 1 次，连续治疗至月经来潮痛止，连续治疗 3 个月经周期。

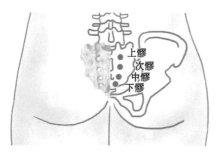

图 1-12　八髎穴区

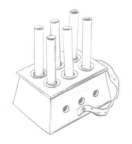

图 1-13　温灸盒

5. 中药贴敷加热药盐温熨

　　在长期的医疗实践中，杨继军教授自行创制在透皮贴敷腧穴处采用热药盐温熨的方法，既利用其温热效应加强疗效，增加舒适感，也能有效促进中药的吸收。

　　选穴　神阙（图 1-8）、关元（图 1-3）。

　　敷贴药物　当归、益母草、吴茱萸、川楝子、高良姜、肉桂、延胡索、艾叶等各等份，用粉碎机将配好的中药粉碎为极细粉末备用。

　　操作　取适量中药极细粉，使用促渗剂调和中药粉如膏状，将药物置于透皮贴的防渗圈内（图 1-14），贴敷于腧穴处（图 1-14）。用市售热奄包（图 1-15）直接热敷于腧穴处。或使用自制热奄包，自制热奄包是将 800g 喜马拉雅盐（图 1-16）装入纯棉厚布袋中（图 1-17），放入微波炉中（图 1-18），以高火加热 3~5 分钟取出，待温度适宜，置于腧穴敷贴处温熨 30 分钟。以患者能够耐受、皮肤潮红为好。温熨后除去盐袋，敷贴药物在腧穴上继续保留 6~8 小时。如盐袋温度较高，可在皮肤与盐袋之间垫纯棉毛巾，避免烫伤；

如在冬季，散热较快，中途可用微波炉再次加热。

疗程　月经前 10 天开始治疗，连续治疗至月经来潮痛止，连续治疗 3 个月经周期。

按语　以上三种灸法常用于痛经治疗，对各类痛经均有较好疗效，尤其对寒凝血瘀、气血虚弱、肾气不足者疗效更为明显。八髎穴区是指上髎、次髎、中髎、下髎腧穴所在之处的腰骶部区域，因杨继军教授在做灸法或用 TDP 神灯（图 1-7）温熨时常 8 个腧穴同用，故合称"八髎穴区"。

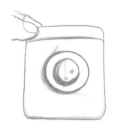
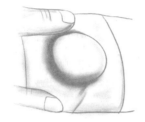
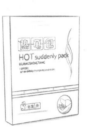
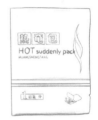

图 1-14　药物置于腧穴贴的防渗圈内，　　　　　图 1-15　市售热奄包
　　　　　　贴敷于腧穴处

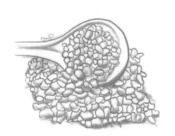
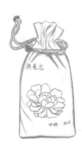
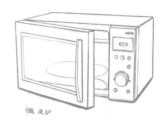

图 1-16　喜马拉雅盐　　　图 1-17　自制热奄包　　　图 1-18　微波炉

6.脐灸（暖宫调经灸）

本法是指在肚脐上做隔药灸。利用肚脐皮肤薄、吸收快的特点，将透皮给药与传统灸法相结合，借助灸火的热力及中药的治疗作用，调和气血，疏通经络，调理脏腑，达到治疗局部或全身疾病的一种中医疗法，具有绿色自然、简单易行、效果突出的优点，是中医内病外治领域的一种古老的治疗方法，也是现代防病保健、养生健体的重要方法。暖宫调经灸是在肚脐中纳入由延胡索、艾叶等 10 余味中药制成的"温宫丹"（图 1-19）进行灸治的方法。

选穴 神阙（图1-8）。

操作 将药丹纳入脐中（图1-20），护脐贴留用（图1-21），使用脐灸专用灸具（图1-22与图1-23）置于脐上，在灸器底网铺生姜片做间隔物，再将大艾炷置于姜片上，点燃施灸20～30分钟（图1-24），以局部皮肤潮红，热力渗透腹内，腹内温暖舒适，全身微汗为好。灸后除去灸器，用护脐贴贴敷，将药丹固定于脐部，使药丹在肚脐上保留8～12小时，然后除去护脐贴及药丹。

疗程 月经前10天开始，每日1次，至月经来潮，症状消失，需连续治疗3～4个月经周期。

按语 本法主治原发性和继发性痛经（子宫内膜异位、卵巢巧克力样囊肿、子宫腺肌病等）、闭经、月经量少色黯有血块，属于气滞血瘀或寒凝血瘀者。脐灸最大限度地发挥中药、经络、腧穴、贴敷、透皮促渗剂、隔物灸等的综合优势效应，作用叠加，多效合一。

（1）经络腧穴效应：温热效应及中药对经络、腧穴产生强烈而持久的刺激，可发挥较好的治疗作用。

（2）中药药理效应：低温研磨的极细中药的治疗效应，无毒副作用。

（3）透皮促渗效应：透皮促渗剂调和中药，使药物迅速透入皮下。

（4）隔物灸效应：艾灸的热量是有效的物理因子，其近红外线具有较高的穿透力，治疗作用极好。温热作用促进血管扩张，改善局部血液循环，促使药物迅速透入。

（5）贴敷效应：贴敷使中药在肚脐保留一段时间，神阙穴表皮较薄，屏障功能较差，血液循环丰富，药物可均衡、持久进入人体而达到治疗目的。

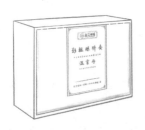　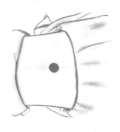　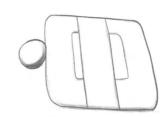

图1-19　温宫丹　　　图1-20　丹药纳入脐中　　　图1-21　丹药及护脐贴

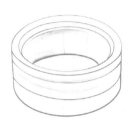
图 1-22 脐灸器具

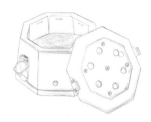
图 1-23 脐灸器具

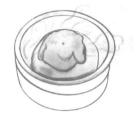
图 1-24 点燃艾绒作灸

九、闭经

闭经又称为"经闭""女子不月"等，有生理性和病理性的不同。生理性闭经是指妊娠期、哺乳期及绝经期没有月经来潮，属生理现象，不作病论。病理性又分为原发性和继发性两种。凡女子年过 18 周岁月经尚未来潮者，称原发性闭经；或月经周期已建立后又中断 3 个周期以上者，称继发性闭经。

少女初潮后 2 年内偶见闭经及先天发育异常所致闭经不属本节讨论范围。

西医认为闭经是多种疾病导致的女性体内病理生理变化的外在表现，是一种临床症状而并非某一疾病。按生殖轴病变和功能失调的部位分为下丘脑性闭经、垂体性闭经、卵巢性闭经、子宫性闭经，均可归属本病范畴。

中医认为肾精亏损，或脾虚血少，或营血耗损，均可致冲任血少，血海空虚，不能满溢，是为血枯经闭，属于虚证。气滞血瘀，或寒凝血瘀，或痰湿阻滞等，均可致气血受阻，血海瘀滞，冲任不通，是为血滞闭经，属于实证。

闭经虚多实少，应特别注意滋养经血之源，切忌一见闭经即妄行攻破之法，犯虚虚实实之戒。本病经治疗月经来潮后，应继续治疗，帮助患者建立正常月经周期，使月经按月自主来潮。

（一）补肾通经方

处方 熟地黄 20g，山药 20g，山萸肉 10g，茯苓 20g，泽泻 10g，牡丹皮 10g，陈皮 10g。

肾气虚者加菟丝子 10g，肉苁蓉 10g，覆盆子 20g，枸杞子 10g。肾精虚者加制何首乌 10g，五味子 6g，炒酸枣仁 10g，紫河车 3g（装胶囊吞服）。肾阳虚者加淫羊藿 10g，淡附片 6g，鹿茸 1g，肉桂 3g，巴戟天 10g。

按语 本方补益肾气，滋补肾精，温补肾阳，调养经血。方中熟地黄、山药、山萸肉补肾；茯苓、泽泻、牡丹皮乃六味地黄丸三泻之义；陈皮制约熟地黄滋腻。加菟丝子、肉苁蓉、覆盆子、枸杞子补益肾气；加制何首乌、五味子、炒酸枣仁、紫河车大补精血；加淫羊藿、淡附片、鹿茸、肉桂、巴戟天温补肾阳。主治由于先天不足，或房劳多产，或久病伤肾，或过度瘦身等原因，造成肾虚，导致月经初潮来迟，或月经后期量少，渐至闭经，B超提示子宫内膜较薄，舌淡苔薄白或少苔，脉沉细，属于肾虚者。兼头晕耳鸣、腰酸腿软、小便频数、性欲淡漠为肾气虚；兼足跟作痛、腰膝酸软、阴部干涩、失眠健忘为肾精虚；兼畏寒肢冷、大便溏薄、夜尿频多、面色晦黯为肾阳虚。临证均以闭经、腰酸腿软、畏寒肢冷、B超提示子宫内膜较薄为辨证要点。

本方宜每日 1 剂，连续服用至月经来潮，之后参考表 1-1 进行调周治疗。

（二）补气通经方

处方 白扁豆 20g，白术 20g，茯苓 20g，炙甘草 10g，莲子 10g，人参 6g，砂仁 6g，山药 20g，当归 10g，益母草 30g，牛膝 10g，紫河车 3g（装胶囊吞服）。

按语 本方健脾益气，补血通经。方中人参、白扁豆、白术、茯苓、莲子、山药、炙甘草健脾益气；砂仁和胃以助化源；当归、益母草、牛膝补血通经；紫河车大补精血。主治由于脾胃素虚，或饮食不节，或忧愁思虑，或劳神劳形等原因造成脾虚血少，导致月经量少，渐至停经数月，肢倦神疲，食欲不振，脘腹胀闷，大便溏薄，面色淡黄。舌淡胖、有齿痕，苔白腻，脉缓弱，B超提示子宫内膜较薄，属于脾虚者。临证以闭经、肢倦神疲、纳少便溏、B超提示子宫内膜较薄为辨证要点。

本方宜每日 1 剂，连续服用至月经来潮，之后参考表 1-1 进行调周治疗。

（三）补血通经方

处方 熟地黄 10g，枸杞子 10g，白芍 10g，山药 20g，炙甘草 3g，当归

20g, 鸡内金 10g, 鸡血藤 30g, 陈皮 6g, 益母草 30g, 柏子仁 10g, 紫河车 3g（装胶囊吞服）。

按语 本方补血养血，活血调经。方中熟地黄、枸杞子、白芍、当归、炙甘草、山药补血养血益气；鸡血藤、鸡内金、益母草活血通经；陈皮制约熟地黄之壅滞；柏子仁养血安神；紫河车大补精血。主治由于素体血虚，或长期失血，或反复刮宫、堕胎小产等原因造成血虚，导致月经量少，渐至停经数月，头晕目花，心悸怔忡，少寐多梦，皮肤不润，面色萎黄，舌淡苔少，脉细，B 超提示子宫内膜较薄，属于血虚者。临证以闭经、头晕目花、面色萎黄、B 超提示子宫内膜较薄为辨证要点。

本方宜每日 1 剂，连续服用至月经来潮，之后参考表 1-1 进行调周治疗。亦可服用补气养血膏（详见"妇科膏方"）。

（四）活血通经方

处方 柴胡 6g, 郁金 10g, 香附 10g, 枳壳 6g, 乌药 10g, 延胡索 10g, 益母草 30g, 赤芍 10g, 桃仁 10g, 丹参 10g, 五灵脂 10g, 鸡血藤 30g, 泽兰 10g, 红花 10g。

按语 本方行气活血，祛瘀通络。方中柴胡、郁金、香附、枳壳疏肝理气；益母草、赤芍、桃仁、丹参、五灵脂、鸡血藤、泽兰、红花活血通经；延胡索、乌药理气止痛。主治由于七情内伤，或素性抑郁，或忿怒过度，或精神紧张等原因造成气滞血瘀，导致突然停经数月，小腹胀痛拒按，精神抑郁，烦躁易怒，胸胁胀满，嗳气叹息，舌紫黯有瘀点，脉沉弦或涩而有力，属于气滞血瘀者。临证以突然闭经、小腹胀痛拒按、精神抑郁、烦躁易怒为辨证要点。

本方宜每日 1 剂，连续服用至月经来潮，之后参考表 1-1 进行调周治疗。

（五）散寒通经方

处方 吴茱萸 3g, 生姜 10g, 当归 20g, 川芎 6g, 赤芍 10g, 丹参 10g, 鸡血藤 30g, 艾叶 9g, 小茴香 6g, 泽兰 10g。

按语 本方温经散寒，活血调经。方中吴茱萸、生姜、艾叶、小茴香温经散寒，温通经脉；当归、川芎、赤芍、丹参、泽兰、鸡血藤活血通经。主治由于行经或产后，冒雨涉水，胞宫感寒，或饮食生冷等原因造成寒凝血瘀，导致受寒后停经数月，小腹冷痛拒按，得热则痛缓，形寒肢冷，面色青白，舌紫黯苔白，脉沉紧，属于寒凝血瘀者。临证以受寒后闭经、小腹冷痛拒按、得热则痛缓为辨证要点。

本方宜每日1剂，连续服用至月经来潮，之后参考表1-1进行调周治疗。

（六）化痰通经方

处方　苍术10g，白术20g，清半夏10g，茯苓20g，滑石10g，当归10g，川芎6g，香附10g，枳壳6g，益母草30g，泽兰10g，牛膝10g，艾叶9g。

按语　本方豁痰除湿，活血通经。方中苍术、白术、清半夏、茯苓、滑石、枳壳化痰除湿；当归、川芎、香附、益母草、泽兰、牛膝、艾叶活血通经。主治由于素体肥胖，或恣食膏粱厚味等原因造成痰湿阻滞气血运行，导致停经数月，带下量多，色白质稠，形体肥胖，或面浮肢肿，神疲肢倦，头晕目眩，胸脘满闷，舌淡胖苔白腻，脉滑，属于痰湿阻滞者。临证以闭经、形体肥胖为辨证要点。

本方宜每日1剂，连续服用至月经来潮，之后参考表1-1进行调周治疗。

附：闭经的外治方法

1. 针刺

选穴　中极（图1-3）、合谷（图1-25）双、血海（图1-26）双、三阴交（图1-4）双。实证配次髎（图1-12）双、地机（图1-5）双。虚证配命门（图1-27）、关元（图1-3）、足三里（图1-6）双。

操作　实证针刺强刺激，留针25分钟。虚证针刺加灸，或用TDP神灯（图1-7）在腹部针刺处温熨30分钟。

疗程　每日1次，连续治疗至月经来潮。

按语　针刺治疗对实证闭经疗效较好。

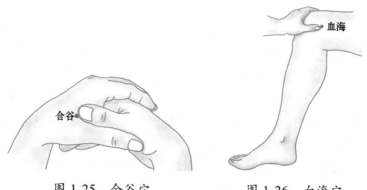

图 1-25　合谷穴　　　　　　　　图 1-26　血海穴

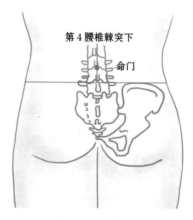

图 1-27　命门穴

2. 艾灸

选穴　神阙（图 1-8）、气海（图 1-3）、关元（图 1-3）、八髎穴区（图 1-12）。

操作　施灸时，将艾绒或艾条装入或插入温灸器中，点燃后置于施灸部位进行熨灸，灸至皮肤潮红为好。

疗程　每日 1 次，连续治疗至月经来潮。月经干净后隔日 1 次，连续 10 次为 1 个疗程，需治疗 3 个疗程。经期停用。

按语　艾灸治疗对虚证闭经疗效较好。

3. 脐灸

本法是指在肚脐上做隔药灸。包括养巢防衰灸、补气养血灸、暖宫调经灸或理气疏肝灸等。

（1）养巢防衰灸：使用由当归、肉苁蓉等 10 余味中药制成的"还春丹"（图 1-28）纳入脐中后作灸。主治闭经、B 超提示子宫内膜较薄，属于肾虚者。

（2）补气养血灸：使用由黄芪、当归等 10 余味中药制成的"八珍丹"（图 1-28）纳入脐中后作灸。主治闭经、B 超提示子宫内膜较薄，属于脾虚、血虚者。

（3）暖宫调经灸：使用由延胡索、艾叶等 10 余味中药制成的"温宫丹"（图 1-19）纳入脐中后作灸。主治经闭，属于寒凝血瘀者。

（4）理气疏肝灸：使用由柴胡、香附等 10 余味中药制成的"滞通丹"（图 1-28）纳入脐中后作灸。主治闭经，属于气滞血瘀者。

选穴 神阙（图 1-8）。

操作 详见痛经篇。

疗程 养巢防衰灸每日 1 次，连续灸至月经来潮，经期停用。月经干净后隔日 1 次，连续 10 次为 1 个疗程，等待月经来潮，需连续治疗 3 个疗程，旨在帮助患者建立正常月经周期。经期停用。

补气养血灸每日 1 次，连续灸至月经来潮，经期停用。月经干净后隔日 1 次，连续 10 次为 1 个疗程，等待月经来潮，需连续治疗 3 个疗程，旨在帮助患者建立正常月经周期。经期停用。

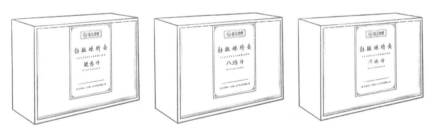

图 1-28　还春丹、八珍丹、滞通丹

暖宫调经灸连续灸至月经来潮，经期停用。月经干净后隔日 1 次，连续 10 次为 1 个疗程，等待月经来潮，需连续治疗 3 个疗程，旨在帮助患者建立正常月经周期。经期停用。

理气疏肝灸连续灸至月经来潮，经期停用。月经干净后隔日 1 次，连续 10 次为 1 个疗程，等待月经来潮，需连续治疗 3 个疗程，旨在帮助患者建立正常月经周期。经期停用。

按语　闭经是妇科常见病，一般常用攻逐化瘀之法欲一攻而下，但闭经辨证实为虚多实少，特别是近些年来由于不当减肥、过度瘦身或卵巢早衰引起的闭经尤为多见，其病程长，较为难治，轻者影响健康，重者影响生育。杨继军教授在临证常结合西医相关检查，特别注意询问用药史（尤其是避孕药）、产育史（不孕）、反复人流刮宫史、月经史、肥胖史、减肥史、性激素 6 项测定、B 超或阴道超声了解子宫内膜等情况，作为中医辨证的参考资料，临床发现大凡 B 超提示子宫内膜较薄者多属于虚证范畴，尤其是因不当减肥、过度瘦身或卵巢早衰引起闭经，临床不能操之过急，治疗需有耐心，如一味攻逐，则欲速而不达，须在补肾、补脾、补血的基础上待子宫内膜达到一定厚度再行活血化瘀，促使月经来潮。月经来潮后必须继续治疗，善后调理，帮助患者建立正常月经周期。

十、经行头痛

经行头痛是指每值经期或经行前后，出现以头痛为主的病症。

西医的经前期紧张综合征、慢性盆腔炎出现经行头痛，均可归属本病范畴。

中医认为经行之际，气血下注冲任，不能濡养清窍，属不荣则痛；或经行之际，肾阴不足，肝阳上亢；或经前冲气偏盛，挟瘀血上逆，均可致邪气上扰清窍，阻滞脑络，属不通则痛。治疗宜分虚实，以调理气血为主。实证者行气活血以止痛，虚证者补气养血以止痛。

（一）头痛补血方

处方　人参 6g，黄芪 10g，白术 10g，茯苓 10g，炙甘草 3g，熟地黄 10g，陈皮 6g，白芍 10g，当归 20g，川芎 6g，蔓荆子 10g，鸡血藤 10g，细辛 3g。

按语　本方益气养血，活络止痛。方中人参、黄芪、白术、茯苓、熟地黄、白芍、当归补气养血；川芎、蔓荆子、细辛、炙甘草止痛；鸡血藤活血；陈皮制约熟地黄滋腻。主治由于素体虚弱，或大病久病，或劳倦伤脾等原因造成气血虚弱，导致经期或经后头痛，心悸气短，神疲体倦，月经量少，色淡质稀，面色苍白，舌淡嫩，苔薄，脉细弱，属于气血虚弱者。临证以经后头痛、心悸气短、神疲体倦、面色苍白为辨证要点。

本方宜从经前10天开始服用，每日1剂，连续服用至月经来潮，症状消失。需连续治疗3个月经周期以上。待症状消失后，可服补气养血膏（详见"妇科膏方"）加蔓荆子10g熬制膏方，以巩固疗效，善后调理。

（二）头痛潜阳方

处方　熟地黄10g，山茱萸10g，山药10g，泽泻10g，茯苓10g，陈皮6g，牡丹皮10g，枸杞子10g，青葙子10g，蔓荆子10g，菊花10g，钩藤10g，石决明20g。

按语　本方滋阴潜阳，疏风止痛。方中熟地黄、山茱萸、山药、枸杞子滋阴；泽泻、牡丹皮清热；茯苓健脾；青葙子、蔓荆子、菊花、钩藤、石决明清肝潜阳止痛；陈皮制约熟地黄之滋腻。主治由于素体阴虚，或房劳、多产等原因造成精血耗伤，阴虚阳亢，导致经期或经后头痛，或颠顶痛，头晕目眩，口苦咽干，烦躁易怒，腰酸腿软，手足心热，经量少，色鲜红，舌红，苔少，脉细数，属于阴虚阳亢者。临证以经期头痛、颠顶痛甚、头晕目眩、腰酸腿软、手足心热为辨证要点。

本方宜从经前10天开始服用，每日1剂，连续服用至月经来潮，症状消失。需连续治疗3个月经周期以上。待症状消失后，可用六味地黄膏（详见"妇科膏方"）加枸杞子10g、菊花10g、钩藤10g熬制膏方，以巩固疗效，善后调理。

（三）头痛活血方

处方　赤芍10g，川芎6g，桃仁10g，红花5g，当归10g，细辛3g，鸡血藤10g，延胡索10g，蔓荆子10g，白芷10g。

按语　本方活血化瘀，通窍止痛。方中当归、赤芍、桃仁、红花、鸡血藤活血祛瘀；细辛、川芎、延胡索、蔓荆子、白芷止痛。主治由于情志不畅，或经期、产后感受寒邪等原因造成气滞血瘀，导致经前或经期头痛，小腹疼痛拒按，胸闷不舒，经色紫黯有块，舌紫黯、边尖有瘀点，脉沉弦或涩而有力，属于瘀血阻滞者。临证以经前或经期头痛、小腹疼痛拒按、胸闷不舒为辨证要点。

本方宜从经前 10 天开始服用，每日 1 剂，连续服用至月经来潮症状消失。需连续治疗 3 个月经周期以上。待症状消失后，可以上方减细辛、白芷熬制膏方服用，以巩固疗效，善后调理。

十一、经行乳房痛

经行乳房痛是指经前或经期乳房作胀，甚至胀满疼痛，或乳头痒痛者。多见于青壮年妇女，是临床常见病。

西医的经前期紧张综合征有乳痛表现者及乳痛症（乳腺结构不良症）可归属本病范畴。

近年来经前乳房痛比较多见，中医认为经前或经期冲脉气血充盛，或冲气夹痰阻络，以致气滞血瘀痰结，乳络不畅是导致经行乳房胀痛或乳头痒痛的主要原因，应以行气豁痰、疏通乳络为治疗大法。

（一）乳痛疏肝方

处方 柴胡 6g，枳壳 10g，白芍 10g，川芎 10g，香附 10g，陈皮 10g，王不留行 10g，夏枯草 20g，川楝子 10g，橘叶 10g，丝瓜络 10g。

按语 本方疏肝理气，通络止痛。方中柴胡、香附、陈皮、枳壳疏肝理气；白芍养肝血，以利疏肝；川芎、王不留行、川楝子、橘叶、丝瓜络通络止痛；夏枯草散结通络。主治由于情志不畅，或素性抑郁，或忿怒伤肝，或心理压力、抑郁、焦虑等原因造成气滞血瘀，导致经前乳房胀痛或乳头痒痛，痛甚不可触衣，疼痛拒按，经行小腹胀痛，胸胁胀满，烦躁易怒，经行不畅、色黯红，舌红，苔薄，脉弦，属于肝气郁结者。临证以经前乳房胀痛、疼痛拒按、胸胁胀满、烦躁易怒为辨证要点。

本方宜从经前 10 天开始服用至月经来潮，症状消失。需连续治疗 3 个月经周期以上。待症状消失后，可服理气疏肝膏（详见"妇科膏方"）加橘叶 10g、夏枯草 20g 熬制膏方，以巩固疗效，善后调理。如有乳腺增生，往往气滞兼有血瘀，可服消癖散结膏（详见"妇科膏方"），至症状消失。

（二）乳痛化痰方

处方 当归10g，赤芍10g，川芎6g，陈皮6g，清半夏10g，茯苓10g，橘核10g，红花10g，香附10g，橘叶10g。

按语 本方健脾化痰，活血止痛。方中茯苓、陈皮、清半夏健脾化痰；当归、赤芍、川芎、橘核、红花、香附、橘叶活血止痛。主治由于饮食不节或劳倦思虑等原因造成脾胃痰结，导致经前或经期乳房胀痛或乳头痒痛，痛甚不可触衣，胸闷痰多，食少纳呆，平素带下量多，色白稠黏，月经量少色淡，舌淡胖，苔白腻，脉缓滑，属于脾虚痰滞者。临证以经前或经期乳房胀痛、胸闷痰多、食少纳呆、带下量多、色白稠黏为辨证要点。

本方宜从经前10天开始服用至月经来潮症状消失。需连续治疗3个月经周期以上。待症状消失后，用上方减橘叶、橘核，用木糖醇或甜叶菊熬制膏方服用，以巩固疗效，善后调理。

十二、经行腹泻

每值经前或经期大便泄泻，经净自止者为经行腹泻，亦称为"经行泄泻""经来泄泻"。

西医的经前紧张综合征有腹泻表现者可归属本病范畴。

中医认为或脾失健运，水湿内停，下走大肠，或命门火衰，脾失温煦，是导致经行之际泄泻的主要原因。本病虚证居多，治以温肾健脾为要。

（一）经泄健脾方

处方 白扁豆10g，白术10g，茯苓10g，甘草6g，莲子10g，党参20g，砂仁6g，炒薏苡仁20g，山药20g，芡实10g，陈皮6g。

按语 本方补脾益气，除湿止泄。方中白扁豆、白术、茯苓、莲子、党参、甘草健脾益气；炒薏苡仁、山药、芡实除湿止泄；砂仁、陈皮理气和胃。主治由于素体脾虚，或忧思劳倦，或饮食不节等原因造成脾虚湿盛，导致经前或经期大便泄泻，脘腹胀满，神疲肢倦，经行量多，色淡质稀，平时带下量多，色白质黏，无臭气，或面浮肢肿，舌淡胖，苔白腻，脉濡缓，属于脾气虚者。临证以经前或经期大便泄泻、神疲肢倦、带下量多或面浮肢肿为辨证要点。

本方宜从经前 10 天开始服用至月经来潮，症状消失。需连续治疗 3 个月经周期以上。待症状消失后，可服健脾益气膏（详见"妇科膏方"），巩固疗效，善后调理。

（二）经泄温肾方

处方 人参 6g，白术 10g，茯苓 20g，炒薏苡仁 20g，巴戟天 10g，补骨脂 10g，吴茱萸 3g，肉豆蔻 10g，五味子 10g，干姜 6g，大枣 10g，芡实 10g。

按语 本方温肾健脾，除湿止泄。方中人参、白术、茯苓、芡实、炒薏苡仁、干姜、大枣健脾益气温中，除湿止泻；巴戟天、补骨脂、吴茱萸、肉豆蔻、五味子温肾止泻，主治由于素禀肾虚或房劳多产等原因造成肾阳不足，导致经前或经期大便泄泻，晨起尤甚，腰酸腿软，畏寒肢冷，头晕耳鸣，月经量少，色淡，平时带下量多，质稀，面色晦黯，舌淡，苔白滑，脉沉迟无力，属于肾阳虚者。临证以经前或经期大便泄泻、晨起尤甚、畏寒肢冷、面色晦黯为辨证要点。

本方宜从经前 10 天开始服用至月经来潮症状消失。需连续治疗 3 个月经周期以上。待症状消失后，可服温中止泻膏（详见"妇科膏方"），巩固疗效，善后调理。

十三、经行情志异常

经行情志异常是指每值经前或经期出现烦躁易怒，或情志抑郁，悲伤欲哭，坐卧不宁，经后又复如常人者。

西医的经前期紧张综合征有情志异常表现者归属本病范畴。

中医认为多由经期气血下注冲任，心血不足，或经前冲气偏盛，冲气夹肝热上扰心神，肝郁更甚，以致经行情志异常。治疗应以养心安神为大法，佐以养心血或泄肝热。

（一）安神定志方

处方 炙甘草 10g，浮小麦 30g，大枣 10g，黄芪 10g，茯苓 10g，茯神 10g，当归 20g，柏子仁 10g，五味子 10g，远志 10g，炒酸枣仁 10g。

按语 本方补血养心，安神定志。方中炙甘草、浮小麦、黄芪、茯苓、茯神、当归、大枣养心血，益心气；柏子仁、五味子、远志、炒酸枣仁安神助眠。主治由于素性怯弱或思虑劳倦等原因造成心神失养，导致经前或经期精神恍惚，心神不宁，无故悲伤，心悸失眠，月经量少，色淡，舌薄白，脉细，属于心血不足者。临证以经前或经期精神恍惚、心神不宁、无故悲伤、心悸失眠为辨证要点。

本方宜从经前 10 天开始服用至月经来潮，症状消失。需连续治疗 3 个月经周期以上。待症状消失后，可用上方减炒酸枣仁、五味子，用蜂蜜熬制膏方服用，以巩固疗效，善后调理。

（二）解郁安神方

处方 牡丹皮 10g，炒栀子 10g，当归 10g，白芍 10g，柴胡 10g，茯苓 10g，白术 10g，郁金 10g，生龙骨 10g，淡竹叶 10g，石决明 10g，川楝子 10g。

按语 本方清肝泄热，解郁安神。方中牡丹皮、炒栀子、淡竹叶清心肝之热；当归、白芍滋养肝血；柴胡、郁金、川楝子、生龙骨、石决明疏肝泄热安神；茯苓、白术健脾。主治由于素性抑郁或大怒伤肝等原因造成肝气郁结，郁而化热，导致经前或经期烦躁易怒，或抑郁不乐，头晕目眩，口苦咽干，胸胁胀满，不思饮食，月经量多，色深红，舌红，苔黄，脉弦数，属于肝经郁热者。临证以经前或经期烦躁易怒，或抑郁不乐、口苦咽干、胸胁胀满为辨证要点。

本方宜从经前 10 天开始服用至月经来潮，症状消失。需连续治疗 3 个月经周期以上。待症状消失后，可服用理气疏肝膏（详见"妇科膏方"）加牡丹皮 10g、栀子 10g、石决明 20g 熬制膏方，以巩固疗效，善后调理。

第二章

妇科杂症

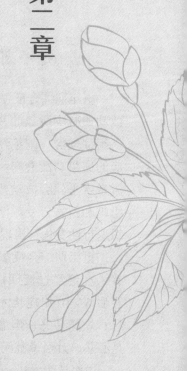

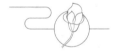

一、更年期综合征

更年期综合征（MPS）又称围绝经期综合征，指女子绝经前后出现性激素波动或减少所致的一系列以自主神经系统功能紊乱为主，伴神经心理症状的一组症候群。围绝经期综合征出现的根本原因是生理性、病理性或手术而引起的卵巢功能衰竭。一旦卵巢功能衰竭或卵巢被切除和破坏，卵巢分泌的雌激素水平就会波动或逐渐减少。女性全身有400多种雌激素受体，几乎所有组织和器官皆受雌激素的控制和支配，一旦雌激素减少，就会引发器官和组织退行性变化，出现以自主神经功能紊乱、代谢障碍为主的一系列症状。

更年期综合征多发生于45~55岁，大多数女子可出现轻重不等的症状，有人在绝经过渡期症状开始出现，持续到绝经后2~3年，少数可持续到绝经后5~10年症状才有所减轻或消失。可伴有潮热汗出、面部潮红、精神倦怠、烦躁易怒、焦虑抑郁、头晕目眩、耳鸣心悸、失眠健忘、腰背酸痛、手足心热、月经紊乱闭止等。

中医认为女子一般在"七七"之年肾精渐衰，天癸渐少，冲任血少，气血阴阳失调，导致肝血虚，或肾阴虚，或肾阳虚，月经逐渐终止，称为"绝经"或"经断"，部分女子在绝经前、后常参差出现如月经紊乱、眩晕耳鸣、烘热汗出、面红潮热、烦躁易怒，或面目肢体浮肿、尿频失禁、腰膝酸软、肢冷便溏等症状，中医称为"经断前后诸证"，又称"经绝前后诸证"，临床也可参考脏躁、眩晕、心悸、郁证、不寐等进行辨证施治。此外，西医的卵巢早衰、双侧卵巢切除或放射治疗后双侧卵巢功能衰竭者，也可纳入本证范畴辨证施治。

本证在临床以肝血虚或肾阴虚，以致肝失疏泄、脾失健运、心失所养较为多见，故治疗多以调整阴阳、滋养阴血为主。滋阴降火、交通心肾、温肾健脾、疏肝解郁、养血柔肝、平肝潜阳、清心安神、清泻肝火等诸法，可根据辨证选用。如月经稀发，月经过少，以致闭经者，不必活血通经再造月经周期，应顺其自然绝经，只要症状减轻或消失就好。如月经过多或崩漏不止，则需止血调经。

（一）更年滋阴方

处方 知母 10g，黄柏 12g，茯苓 10g，熟地黄 10g，桑椹 20g，山药 10g，生地黄 10g，女贞子 10g，白芍 10g，山萸肉 20g，当归 20g，牡丹皮 10g，怀牛膝 10g，陈皮 6g，浮小麦 30g。

头晕耳鸣较重者加天麻 10g，生龟甲 10g，生牡蛎 20g，石决明 20g。阴部干涩较重者加百合 20g。

按语 本方滋阴降火。方中知母、黄柏、牡丹皮降火；熟地黄、桑椹、生地黄、女贞子、山萸肉滋阴；茯苓、山药、怀牛膝、白芍、当归健脾养血；陈皮制约熟地黄滋腻之性，浮小麦养心安神敛汗。加天麻、生龟甲、生牡蛎、石决明止眩聪耳；加百合养阴润燥。主治由于妇女 49 岁前后，肾精渐衰等原因造成肾阴、肝血亏虚，导致月经稀少渐至经闭，或忽然停经，烘热汗出，潮热面红，五心烦热，失眠，头晕耳鸣，腰膝酸软，足跟疼痛，阴部干涩，舌红或有裂纹，苔少，脉细数或弦数，属于阴虚火旺者。临证以烘热汗出、潮热面红、腰膝酸软为辨证要点。

本方宜每日 1 剂，连续服用至症状消失，经期停用。亦可服用六味地黄膏（详见"妇科膏方"），连续服用至症状消失，经期停用。

（二）更年除烦方

处方 生地黄 20g，陈皮 10g，黄连 9g，黄芩 10g，栀子 10g，木通 3g，车前子 10g，百合 10g，知母 10g，淡竹叶 10g，浮小麦 30g，龙骨 20g，牡蛎 20g，炒酸枣仁 10g，珍珠母 20g。

失眠较重者加丹参 10g，五味子 6g，远志 6g，柏子仁 10g，亦可用安神助眠膏（详见"妇科膏方"）。心悸易惊者加龙齿 20g。心烦较重者加淡豆豉 10g。健忘多梦者加琥珀 2g（装胶囊吞服）、莲子心 3g。

按语 本方滋阴降火，清心安神。方中黄连、黄芩、栀子、生地黄、百合、知母滋阴降火；淡竹叶、浮小麦、炒酸枣仁养心安神；龙骨、牡蛎、珍珠母重镇安神；陈皮制约生地黄滋腻之性；木通、车前子缓解小便短赤涩痛。加丹参、五味子、远志、柏子仁安神助眠；加淡豆豉除烦；加琥珀、莲子心益脑安神。主治由于妇女 49 岁前后，肾精渐衰等原因造成肾阴不足，心火上炎，导致月经稀少渐至经闭，或忽然停经，烘热汗出，心悸，怔忡，虚烦不寐，健忘多梦，恐怖易惊，咽干，潮热盗汗，腰酸腿软，口舌生疮，小便短赤涩痛，舌红苔少，脉细数，属于心肾不交者。临证以虚烦不寐、腰酸腿软、小便短赤涩痛为辨证要点。

本方宜每日 1 剂，连续服用至症状消失，经期停用。亦可使用更年除烦膏或安神助眠膏（详见"妇科膏方"），连续服用至症状消失，经期停用。

（三）更年温肾方

处方　杜仲 10g，肉桂 3g，菟丝子 20g，熟地黄 10g，覆盆子 20g，当归 10g，巴戟天 10g，山萸肉 10g，山药 20g，枸杞子 10g，淡附片 6g，茯苓 10g，桑椹 10g，砂仁 10g，陈皮 6g，紫河车 3g（装胶囊吞服）。

月经量多或崩漏者加益母草 30g，三七 3g，炮姜 12g。尿频甚或尿失禁者加黄芪 20g，乌药 10g，益智仁 10g，桑螵蛸 10g，五味子 6g。腰膝酸痛，食少腹胀，四肢倦怠，或四肢浮肿，大便溏薄者加补骨脂 10g，茯苓 10g，白术 10g。时而畏寒恶风，时而潮热汗出，腰酸乏力，头晕耳鸣，五心烦热者加生龟甲 10g，女贞子 10g，黄柏 10g，知母 10g。

按语　本方温肾助阳，调养冲任。方中杜仲、肉桂、淡附片、菟丝子、熟地黄、覆盆子、巴戟天、山萸肉、山药、枸杞子温补肾阳；当归养血，紫河车大补精血，桑椹滋补肾阴；茯苓、砂仁、陈皮健脾和胃，制约补药壅滞。加益母草、三七、炮姜温经止血；加黄芪、乌药、益智仁、桑螵蛸、五味子益气缩尿；加补骨脂、茯苓、白术补肾健脾止泻；加生龟甲、女贞子、黄柏、知母补肾清热。主治由于妇女 49 岁前后，肾阳渐衰等原因造成肾阳虚损，导致绝经前后，精神不振，形寒肢冷，头晕耳鸣，腰脊冷痛，性欲淡漠，尿频或夜尿较多，五更泄泻，面浮肢肿，白带极少，面色晦黯，舌质淡红，苔薄白，脉沉细或沉迟而弱，尺脉尤甚，属于肾阳虚者。临证以形寒肢冷、腰脊冷痛、尿频或夜尿较多为辨证要点。

本方宜每日 1 剂，连续服用至症状消失，经期停用。亦可使用养巢防衰膏（详见"妇科膏方"），连续服用至症状消失，经期停用。

（四）更年疏肝方

处方　柴胡6g，郁金10g，当归20g，川楝子10g，益母草30g，薄荷10g，甘草9g，厚朴6g，山茱萸20g，浮小麦30g，百合20g，生地黄10g，陈皮10g，白芍20g，淡竹叶10g。

情绪低落、悲伤欲哭、忧郁寡欢、健忘失眠、烦躁易怒者加大枣10g，知母10g。两胁胀痛，口苦吞酸，外阴瘙痒加黄芩10g，龙胆6g，地肤子10g，茵陈10g。情志不遂，口苦咽干，心胸烦闷，口渴饮冷，便秘溲赤者加牡丹皮10g，栀子10g，枳实10g，玄参10g，黄芩10g。

按语　本方疏肝理气，滋养肝血。方中柴胡、郁金、川楝子、厚朴、薄荷、陈皮疏肝理气；当归、百合、生地黄、白芍、山茱萸滋养肝血；淡竹叶清心除烦；浮小麦养心安神敛汗；益母草调经；甘草配白芍缓解阴道干涩疼痛。加大枣、知母安神除烦；加黄芩、龙胆、地肤子、茵陈清热止痒；加牡丹皮、栀子、枳实、玄参、黄芩清热通便。主治由于妇女49岁前后，肝血渐少等原因造成肝气郁结，导致月经量少渐至经闭，或淋漓不断，情志抑郁，或急躁易怒，悲伤欲哭，焦虑多疑，心胸憋闷，乳房胀痛，善太息，面色萎黄，失眠多梦，便秘，脱发，阴道干涩疼痛、性欲下降，大便干结，舌红苔薄黄，脉弦细，属于肝郁血虚者。临证以情志抑郁、或急躁易怒、或悲伤欲哭、焦虑多疑、乳房胀痛为辨证要点。

本方宜每日1剂，连续服用至症状消失，经期停用。亦可使用理气疏肝膏（详见"妇科膏方"）每日1剂，连续服用至症状消失，经期停用。

附：更年期综合征的外治方法

脐灸
本法是指在肚脐上做隔药灸。

养巢防衰灸　使用由当归、肉苁蓉等10余味中药制成的"还春丹"（图1-28）纳入脐中后作灸。主治绝经前后，形寒肢冷，头晕耳鸣，腰脊冷痛，属于肾阳虚者。

安神助眠灸　使用由柏子仁、远志等10余味中药制成的"易神丹"（图2-1）纳入脐中后作灸。主治绝经前后失眠健忘、心悸怔忡者。

理气疏肝灸 使用由柴胡、香附等 10 余味中药制成的"滞通丹"（图 1-28）纳入脐中后作灸。主治绝经前后月经量少，渐至经闭，属于肝郁血虚者。

选穴 神阙（图 1-8）。

操作 详见痛经篇。

疗程 养巢防衰灸隔日 1 次，连续 10 次为 1 个疗程，休息 5~7 天，再开始第 2 个疗程，至症状消失。经期停用。

安神助眠灸每日 1 次，连续 3 次为 1 个疗程，休息 2 天，再开始第 2 个疗程，至症状消失。经期停用。

理气疏肝灸隔日 1 次，连续 6 次为 1 个疗程，休息 5 天，再开始第 2 个疗程，至症状消失。经期停用。

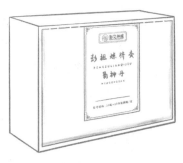

图 2-1　易神丹

二、卵巢早衰

卵巢早衰是指在 40 岁之前由于多种原因导致卵巢功能提前衰竭，表现为月经量减少，经期缩短，月经周期增长，渐至持续闭经，伴随血促性腺激素水平升高和雌激素水平降低，并有不同程度的一系列低雌激素症状。

卵巢是女性特有的重要器官，位于腹内深部子宫两侧，左右各一，其大小和形状因年龄不同而异。当女性的年龄到 35~45 岁时，卵巢开始逐渐缩小，功能逐渐衰退，到绝经期后，可缩小到原体积的 1/2 左右，排卵及内分泌功能丧失殆尽。女子在 40 岁之前出现卵巢功能早衰危害极大，不仅可使免疫功能减退，更年期症状提前，骨折危险增加，诱发阴道炎、泌尿系感染，影响夫妻生活，还可造成血脂代谢紊乱，血糖水平失衡，以致促发心脑疾病，加速衰老。目前西医主要采用雌激素替代疗法治疗卵巢早衰，虽有一定效果，但增加了子宫内膜增生、乳腺癌、子宫内膜癌、中风等疾病的发生风险。

中医虽然没有"卵巢早衰"病名，但可归属于中医月经不调、闭经、不孕、经断前后诸证等病证范畴。中医认为肾主藏精、主生殖；冲为血海，主持月经；任主胞胎，主持孕育。只有藏精充足，才能产生天癸物质，促使冲任二脉血液充盈，经脉通畅，注于胞宫，女子才有月经来潮，具备生殖功能。女子未到"六七"，肾精大虚，天癸早枯，冲任二脉血液衰少，不能下注胞宫，月经量少、闭止，甚至"形坏而无子也"。故肾中精气不足是卵巢早衰的基本病因病机，但临床可有兼气滞、气虚、血虚之不同。

补肾是治疗卵巢早衰的基本原则。重在补益肾精，调补肾阴、肾阳，使精气充足，恢复阴阳的相对平衡是用药关键。临床治疗用药应顺应卵巢周期，旨在缓解症状，促进月经按时来潮，并帮助患者建立正常月经周期，延缓卵巢早衰进程。

（一）养巢滋阴降火方

处方　知母10g，黄柏10g，茯苓10g，熟地黄10g，桑椹20g，山药10g，生地黄10g，女贞子10g，白芍10g，山茱肉10g，当归20g，牡丹皮10g，怀牛膝10g，陈皮6g，浮小麦30g。

按语　本方滋阴降火，活血调理冲任。方中熟地黄、桑椹、生地黄、女贞子、山茱肉等滋阴补肾；知母、黄柏、牡丹皮清热；茯苓、山药、怀牛膝健脾补肾；白芍、当归补血调经；浮小麦止汗静心安神；陈皮制约熟地黄滋腻之性。主治由于长期厌食、节食，或反复人流、药流，或长期睡眠不足，或反复使用促排卵药等原因造成肾阴不足，心火旺盛，导致40岁前月经稀少，渐至经闭，或忽然停经，烘热汗出，潮热面红，五心烦热，失眠，头晕耳鸣，腰膝酸软，或足后跟痛，阴部干涩，舌红或有裂纹，苔少，脉弦细数，属于阴虚火旺者。临证以烘热汗出、潮热面红、阴部干涩、失眠为辨证要点。

本方宜在月经第3~4天开始，每日1剂，连续服用25剂后等待月经来潮，经期停用。待月经周期基本正常后，可改服六味地黄膏或更年除烦膏（详见"妇科膏方"）巩固疗效，善后调理。

（二）养巢温肾助阳方

处方　仙茅 10g，淫羊藿 10g，菟丝子 10g，覆盆子 20g，砂仁 6g，熟地黄 10g，陈皮 10g，巴戟天 10g，枸杞子 10g，桑椹 20g，当归 20g，山药 20g，山萸肉 10g，淡附片 6g，紫河车 3g（装胶囊吞服）。

按语　本方温肾助阳，调养冲任。方中仙茅、淫羊藿、巴戟天、枸杞子、熟地黄、山药、山萸肉、淡附片等温肾助阳；菟丝子、覆盆子、桑椹等补肾养巢；当归养血；紫河车大补肾精气血；砂仁、陈皮健脾理气开胃，且制约补药壅滞之性。主治由于长期厌食、节食，或反复人流、药流，或长期睡眠不足，或反复使用促排卵药等原因造成肾阳不足，导致早发绝经，或超龄没有月经初潮，精神不振，形寒肢冷，头晕耳鸣，腰脊冷痛，性欲淡漠，尿频或夜尿较多，五更泄泻，面浮肢肿，白带极少，不孕，面色晦黯，舌质淡红，苔薄白，脉沉细或沉迟而弱，属于肾阳亏虚者。临证以形寒肢冷、性欲淡漠、尿频或夜尿多为辨证要点。

本方宜在月经第 3~4 天开始每日 1 剂，连续服用 25 剂后等待月经来潮，经期停用。待月经周期基本正常后，可改服阴阳双补膏（详见"妇科膏方"）加紫河车 3g（装胶囊吞服），巩固疗效，善后调理。

（三）养巢疏肝养血方

处方　柴胡 6g，郁金 10g，茯苓 20g，当归 20g，白芍 20g，山茱萸 10g，川楝子 10g，薄荷 6g，牡丹皮 10g，百合 20g，淡竹叶 10g，益母草 30g，白术 10g，栀子 10g，浮小麦 30g。

按语　本方疏肝理气，滋养阴血。方中柴胡、郁金、川楝子、薄荷疏肝解郁；大量使用当归、白芍、百合等滋养肝血，缓解阴道干涩疼痛；茯苓、白术健脾；山茱萸补肾养巢；尚有栀子、牡丹皮、淡竹叶清泄心肝之热；浮小麦宁心安神，善解女子悲伤欲哭；益母草活血调经。主治由于精神压力大，或生活无规律，或长期睡眠不足等原因造成肝阴不足，肝气郁结，导致 40 岁前月经量少渐至经闭，情志抑郁，或急躁易怒，悲伤欲哭，焦虑多疑，喜叹息，面色萎黄，失眠多梦，便秘，脱发，阴道干涩疼痛、性欲下降，不孕，大便干结，舌红，苔薄黄，脉弦细，属于肝郁血虚者。临证以情志抑郁、急躁易怒、阴道干涩疼痛为辨证要点。

本方宜在月经第3~4天开始每日1剂，连续服用25剂后等待月经来潮，经期停用。待月经周期基本正常后，可改服理气疏肝膏（详见"妇科膏方"）巩固疗效，善后调理。

（四）养巢补气养血方

处方 党参10g，茯苓20g，白术10g，炙甘草6g，当归20g，川芎6g，白芍20g，熟地黄10g，益母草30g，陈皮6g，砂仁6g。

按语 本方补气养血，调养冲任。方中"四物""四君"相加，大补气血；在大量补气养血药之中，须佐陈皮、砂仁醒脾和胃，则脾胃健运，气血生化充足，胞脉才能得以滋养，后天之精尚能补充；益母草活血化瘀、养巢调经。主治由于过度减肥节食，或长期厌食，或反复人流、药流，或长期睡眠不足等原因造成脾胃虚损，气血生化不足，导致早发绝经，或反复闭经数月，或超龄没有月经初潮，面色口唇淡黄或苍白，气短乏力，肢倦神疲，食欲不振，大便溏薄，舌淡胖、有齿痕，苔白，脉缓弱或沉迟，属于气血亏虚者。临证以面色口唇淡黄或苍白、气短乏力、肢倦神疲为辨证要点。

本方宜在月经第3~4天开始，每日1剂，连续服用25剂后等待月经来潮，经期停用。待月经周期基本正常后，可改服补气养血膏（详见"妇科膏方"）巩固疗效，善后调理。

附：卵巢早衰的外治方法

卵巢早衰的外治方法很多，但一些美容院和养生机构所谓的精油按摩保养卵巢并没有充分的医学依据，卵巢位置在盆腔深处，正常情况下触及不到卵巢，达不到保养卵巢的目的。

1.暖宫养巢灸

选经、选穴

（1）任脉小腹部循行线（图2-2）。

（2）子宫$_双$（图2-3）。

（3）足太阴脾、足厥阴肝、足少阴肾三条阴经小腿部循行线（女性反应区）（图 2-4）_双。

（4）八髎穴区（图 1-12）。

操作 采用温灸盒灸（图 1-13），根据以上腧穴穴区及经络循行线选择温灸盒的大小，将点燃的艾绒或艾条放入温灸盒中，置于腧穴及经络循行线上进行温灸 20~30 分钟，以患者能够耐受、感觉温暖舒适，局部皮肤潮红为好。

疗程 月经干净后开始隔 2~3 日温灸 1 次，至月经来潮，经期停用。经后再开始第 2 个疗程，连续治疗至症状缓解。孕妇禁用。

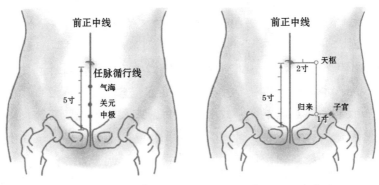

图 2-2　任脉循行线　　　　　　图 2-3　子宫穴

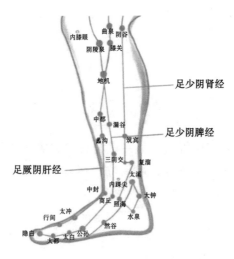

图 2-4　足三阴经小腿部循行线（女性反应区）

2. 中药贴敷加热药盐温熨

详见痛经篇。

选穴　关元（图1-3）、子宫（图2-3）、三阴交（图1-4）。

敷贴药物　当归、益母草、枸杞子、肉苁蓉、淫羊藿、蛇床子、艾叶各等份，用粉碎机将配好的中药粉碎为极细粉末备用。

操作　详见痛经篇。

疗程　月经干净后隔2～3日治疗1次，至月经来潮，经期停用。经后再开始第2个疗程，连续治疗至症状缓解。孕妇禁用。

3. 脐灸——养巢防衰灸

本法是指在肚脐上做隔药灸。

养巢防衰灸使用由当归、肉苁蓉等10余味中药制成的"还春丹"（图1-28）纳入脐中作灸。主治卵巢早衰属于肾精、肾阳虚者。此外还可用于产后、人流药流后恢复及女性35岁以后日常卵巢保养。

选穴　神阙（图1-8）。

操作　详见痛经篇。

疗程　治疗卵巢早衰：月经干净后隔日1次，至月经来潮，经期停用。经后再开始第2个疗程，连续治疗至症状缓解。

用于产后、人流药流后恢复：于产后1个月或人流药流后2周即可隔日1次，至月经来潮，经期停用。经后再开始第2个疗程。

用于女性35岁以后卵巢日常保养：月经干净后隔2日1次，至月经来潮，经期停用。经后再开始第2个疗程。孕妇禁用。

按语　临床卵巢早衰患者常以月经量少、闭经或不孕就诊，易被误诊。有资料表明，卵巢早衰有低龄化趋势，发病率越来越高。但90%以上的女性从未进行过卵巢健康状况的检查，对卵巢早衰没有清醒的认识。其实卵巢早衰是一个渐进的过程，并非立即闭经或绝经。当发现月经稀发、经期缩短、月经量少、闭经、不孕并伴随潮热汗出、烦躁易怒、畏寒肢冷、失眠等表现时，应当意识到可能是卵巢早衰发生的苗头，有必要进行卵巢储备功能的检查，及早发现原因，及早干预，防止卵巢早衰的发生与发展。卵巢早衰必须早期预防，预防胜于治疗，建议女性在35岁以后应将卵巢日常保养纳入养生日程。

此外，杨继军教授根据多年临床经验，将小腿内侧面阴陵泉穴水平以下至内踝尖水平线以上，足厥阴肝经、足太阴脾经、足少阴肾经的经脉循行区域称为"女性反应区"，对妇科疾病的诊疗有重要意义。

三、盆腔炎

西医认为女性盆腔包括生殖器官子宫、输卵管、卵巢及盆腔腹膜和子宫周围的结缔组织。女性盆腔内生殖器官及其周围结缔组织、盆腔腹膜发生的炎症称为盆腔炎。当机体的抵抗力下降，或由于其他原因使女性的自然防御功能遭到破坏，是导致盆腔炎发生的内在原因，而产后或流产后感染、宫腔内手术操作后感染、经期卫生不良、邻近器官的炎症直接蔓延，细菌逆行感染，通过子宫、输卵管到达盆腔，是造成盆腔炎的主要原因。炎症可局限于一个部位，也可以几个部位同时发生，临床可分为急性和慢性两种。

急性盆腔炎可见下腹痛、发热、阴道分泌物增多，持续性腹痛，活动或性交后加重。若病情严重可有寒战，高热，头痛，食欲不振，月经量多，经期延长，甚至出现尿频、尿痛、排尿困难、里急后重等症状。进一步发展可引起弥漫性腹膜炎、败血症、感染性休克，严重者可危及生命。

慢性盆腔炎多由急性盆腔炎未能彻底治疗或患者体质较差，病程迁延所致。可见下腹坠胀、疼痛及腰骶部酸痛，劳累、性交后及月经前后加剧，月经不调。病程长时还可出现精神不振、周身不适、失眠等症状。往往经久不愈，反复发作，导致不孕、输卵管妊娠，是临床上一种常见的妇科疾病。

中医没有盆腔炎病名，将急慢性盆腔炎、子宫内膜炎、输卵管炎、输卵管积水、输卵管卵巢囊肿、慢性盆腔结缔组织炎、盆腔积液等均归属于中医带下病、月经病、不孕、腹痛、癥瘕等范畴。中医认为或脾阳亏虚，运化失职，湿浊停聚，或肾阳虚损，气化失常，或肾阳虚损，带脉不固，或相火偏旺，阴虚夹湿，或肝热脾湿，湿热互结，流注下焦，或感染外邪，湿毒蕴结等，使冲任不固，带脉失约，湿浊瘀阻，以致形成带下病、月经病、不孕、腹痛、癥瘕等。临证时需根据腹痛、腰痛情况，月经带下量、色、质、味的异常，结合伴随症状及舌脉辨其寒、热、虚、实。治疗以除湿（清热除湿、散寒除湿）、健脾、固肾、清热解毒为法。此外，中医的许多外治方法对于慢性盆腔炎效果颇佳。

（一）急盆清热利湿方

处方　茯苓20g，车前子10g，茵陈30g，赤芍10g，牡丹皮10g，龙胆6g，栀子10g，牛膝10g，黄柏6g，萆薢10g，薏苡仁30g，鸡冠花10g，大血藤15g。

按语　本方清热利湿止带。方中茯苓、车前子、茵陈、赤芍、牡丹皮、龙胆、栀子、黄柏、大血藤清热利湿；萆薢、薏苡仁、鸡冠花清热利湿止带；牛膝缓解腰痛，引热下行。主治由于经期产后胞脉空虚，房室不禁，或手术损伤等原因造成感染外邪，湿热蕴结，导致起病急，小腹下坠或腰部重痛，或有发热，带下量多，色黄或黄绿如脓，黏稠或呈泡沫状，有臭气，月经淋漓不断，伴阴部瘙痒，心烦易怒，口苦咽干，纳差失眠，尿赤便干，舌红，苔黄腻，脉弦滑数，属于急性盆腔炎湿热下注者。临证以小腹下坠或腰部重痛、或有发热、带下色黄或黄绿如脓、有臭气、伴阴部瘙痒、心烦易怒为辨证要点。

本方宜每日1剂，至症状消失。

（二）急盆清热解毒方

处方　蒲公英10g，金银花10g，野菊花10g，紫花地丁10g，天葵子10g，土茯苓15g，薏苡仁20g，半枝莲15g，穿心莲10g，大血藤15g，椿皮10g，鸡血藤30g。

按语　本方清热解毒除湿。方中蒲公英、金银花、野菊花、紫花地丁、天葵子、半枝莲、穿心莲清热解毒。土茯苓、大血藤、椿皮、薏苡仁除湿止带；鸡血藤活血化瘀。主治由于经期产后胞脉空虚，房室不禁，或手术损伤等原因造成感染外邪，热毒蕴结，导致起病急，小腹疼痛，高热寒战，腰骶酸痛，全身不适，带下量多，黄绿如脓，或赤白相兼，或五色杂下，浑浊如米泔，臭秽难闻，月经量多或淋漓不断，口苦咽干，小便短赤，舌红，苔黄腻，脉滑数，属于急性盆腔炎湿毒蕴结者。临证以小腹疼痛，高热寒战，全身不适，带下量多，黄绿如脓，或赤白相兼、臭秽难闻为辨证要点。

本方宜每日1剂，至症状消失。

（三）慢盆健脾益气方

处方 白术 10g，山药 10g，人参 6g，黄芪 10g，茯苓 10g，苍术 10g，荆芥炭 10g，车前子 10g，续断 10g，菟丝子 10g，芡实 10g，香附 10g，艾叶 9g。

按语 本方健脾益气，除湿止带。方中白术、山药、人参、黄芪、茯苓健脾益气；苍术、荆芥炭、车前子、芡实除湿止带；续断、菟丝子补肾；香附理气止痛；艾叶暖宫止带。主治由于饮食不节，或劳倦过度，或忧思气结等原因造成脾虚湿盛，导致久病小腹隐痛坠胀，腰部沉重，疲劳、经期和同房后加重，带下量多，色白或淡黄，质稀薄，无臭气，绵绵不断，月经不调，不孕，神疲倦怠，失眠，四肢不温，纳少便溏，面色㿠白，舌质淡，苔白腻，脉缓弱，属于慢性盆腔炎脾虚湿盛者。临证以久病小腹隐痛坠胀、腰部沉重疲劳、带下色白质稀、神疲倦怠、纳少便溏、面色㿠白辨证为要点。

本方宜每日 1 剂，至症状消失。经期停用。

（四）慢盆温肾止带方

处方 鹿茸 1g，菟丝子 10g，沙苑子 10g，五味子 10g，桑螵蛸 10g，茯苓 10g，补骨脂 10g，肉豆蔻 6g，淡附片 6g，艾叶 9g，芡实 10g。

按语 本方温肾助阳，涩精止带。方中鹿茸、淡附片、菟丝子、沙苑子温补肾阳；茯苓健脾利湿；五味子、桑螵蛸、补骨脂、肉豆蔻、芡实收涩止带；艾叶暖宫止带。主治由于素禀肾虚或恣情纵欲等原因造成肾阳虚损，带脉不固，导致长期小腹隐痛，下坠发凉，腰部冷痛，疲劳、经期和同房后加重，月经量少或淋漓不断，不孕，带下量多冰凉，色白清冷，稀薄如水，淋漓不断，精神萎靡，性冷淡，头晕耳鸣，畏寒肢冷，夜间小便频数，便溏，面色晦黯，舌淡润，苔薄白，脉沉细迟，属于慢性盆腔炎肾阳不足者。临证以小腹隐痛下坠发凉、腰部冷痛、带下冰凉、色白清冷如水、性冷淡、畏寒肢冷为辨证要点。

本方宜每日 1 剂，至症状消失。经期停用。

附：慢性盆腔炎的中医外治方法

1. 直肠给药——中药保留灌肠

本法是指通过肛门将药物送入肠管，通过直肠黏膜的迅速吸收进入大循环，发挥药效，以治疗全身或局部疾病的给药方法。

【按语】 中药保留灌肠治疗慢性盆腔炎是我国的首创，现已广泛用于临床，安全有效，操作简单，无创伤，患者乐意接受，药物在直肠吸收较快，尤其适宜盆腔疾病的治疗，无明显不良反应，见效快，疗效可靠，值得提倡推广。

慢盆灌肠方

【处方】 当归10g，鸡血藤30g，大血藤15g，忍冬藤30g，小茴香10g，延胡索10g，桃仁10g，红花20g，川芎6g，香附10g，乌药10g，艾叶9g，丹参20g，三棱10g，莪术10g。

输卵管通而不畅或迂曲上举可酌加路路通10g，皂刺10g。

【操作】 生理盐水100~150mL加热后溶解配方颗粒，待颗粒完全溶解，温度适宜后保留灌肠。器物准备：注射器（图2-5）、直肠管（图2-5）、甘油（或石蜡油）、碘伏、生理盐水、棉签等。

患者排便，心理放松，呈左侧卧位（图2-6），双膝屈曲，露出臀部，治疗巾铺臀下。中药液温度在38~39℃；将药液100mL抽进注射器内，再吸入少量空气，针头向下，使空气进入管腔尾部。连接直肠管。直肠管涂抹润滑剂；分开患者臀部，显露肛门，平缓轻柔地插入直肠管至肛门内10cm左右；缓慢推入中药液；拔出直肠管，嘱患者左右翻身数次。保持仰卧位。注意观察有无药液溢出，是否排便或有不适等及时处理。也可暴露小腹部，用TDP神灯（图1-7）温熨小腹部30分钟，以患者能够耐受、皮肤潮红为好。操作时注意掌握温度，切勿烫伤患者。TDP治疗器产生的红外线热辐射可使各种元素的振荡信号随红外线进入机体，有效疏通阻塞或阻滞的微循环通道，促进机体对深部瘀血、积液的吸收和炎症的消除。

【疗程】 月经干净后开始进行保留灌肠，隔日1次，10次为1个疗程，连续治疗2~3个疗程，至症状消失。经期停用。

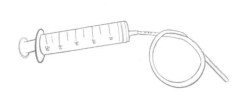

图 2-5 注射器、细肛管

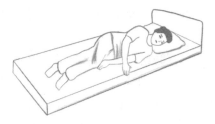

图 2-6 左侧卧位

2. 艾灸

选穴 神阙（图1-8）、关元（图1-3）、中极（图1-3）、子宫（图2-3）、八髎穴区（图1-12）。

操作 使用温灸盒（图1-13）分别置于腹部、骶部腧穴处，盒内放入适量艾绒或艾条，点燃施灸20～30分钟，以患者能够耐受、皮肤潮红为好。操作时注意掌握温度，切勿烫伤患者。

疗程 月经干净后开始每日1次，10次为1个疗程，休息3日开始第2个疗程。经期停用。

3. 脐灸——盆腔消炎灸

脐贴 由鸡血藤、金刚藤等10余味中药制成的扶清丹（图2-7）。

操作 详见痛经篇。

主治 慢性盆腔炎，盆腔积液，子宫内膜炎，输卵管炎，阴道炎，月经量少或淋漓不断有血块，小腹疼痛下坠，带下量多色黄。

疗程 月经干净后隔日1次，连续10次为1个疗程，休息5～7天，再开始第2个疗程。经期停用。

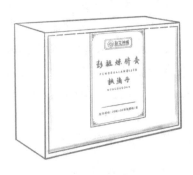

图 2-7 扶清丹

四、多囊卵巢综合征

多囊卵巢综合征（PCOS）是生育年龄女子最常见的一种复杂的内分泌及代谢异常的疾病，以慢性无排卵（排卵功能紊乱或丧失）和高雄激素血症（女子体内男性激素产生过剩）为特征，临床主要表现为月经周期不规律、不孕、多毛和（或）痤疮。

目前西医认为本病病因不清，大约与肾上腺功能异常、家族遗传因素、肥胖、高胰岛素血症、长期精神紧张、药物及疾病影响有关。

中医虽无多囊卵巢综合征病名，但根据临床表现可归于月经不调、闭经、肥胖、痤疮、不孕、癥瘕等范畴。对其认识如下：

肾气亏虚是多囊卵巢综合征的基本病机：肾阴是卵泡发育与成熟的物质基础和前提条件，肾阳是鼓动卵子正常排出的动力，如肾精虚则肾气不足，阴虚则卵泡不成熟，阳虚则缺乏排卵动力，因此肾虚是卵泡不成熟和排卵障碍的根本原因。

肝气郁结是多囊卵巢综合征的主要病因：女子肝血充足、肝气条达则有正常月经来潮，正常排卵，自然孕育。如因情志抑郁，肝失疏泄，气机郁结，气滞血瘀，以致月经迟发或闭经；或因肝血不足，血海空虚，以致月经失调；或因肝经湿热，脾失健运，痰浊内生，以致肥胖、痤疮。

脾虚痰湿是多囊卵巢综合征的发病关键：脾胃为后天之本，生化气血，运化水液，补充先天，水津四布则气血充足，血有统摄，肾精充沛，血旺经调，血循常道，水循常道，可正常孕育。如饮食不节，嗜食厚味，劳倦过度，致使脾失健运，气血亏虚则闭经或经迟经少；血失统摄则崩漏；聚湿生痰则形体肥胖、卵巢增大、卵巢包膜增厚。

瘀血内阻是多囊卵巢综合征的常见诱因：女子气血因肾阳温煦，肝气条达，脾气健运，则气血畅通，排卵、月经正常，可正常孕育。如肾阳不足，阴寒内生，可寒凝经脉，瘀血阻滞；或脾气虚弱，无力行血，可气虚血瘀；或肝失疏泄，气滞血瘀。以上因素均可致血不归经或瘀阻胞宫，形成月经后期、闭经、崩漏、卵巢增大、卵巢包膜增厚。

中医认为多囊卵巢综合征病机多为肾、肝、脾三脏功能失调，并有痰湿、瘀血等病理产物，两者互为因果，使肾 - 天癸 - 冲任 - 胞宫轴功能紊乱而致病，临床有虚实两类，但以虚实夹杂证多见。肾虚为根本病机，肝郁、痰湿、瘀血为其主要病机变化。

对于多囊卵巢综合征的治疗，中医以滋肾补肾为主，临床可根据辨证配合使用疏肝理气、益气养血、健脾化痰、活血祛瘀、清泄肝热、温肾健脾等法。

多囊卵巢综合征近年来尤为多见，但却是一个非常难于治疗的病症，临床应辨证（中医）与辨病（西医）相结合。临床需根据患者月经不调、闭经、不孕症状及求治诉求的不同情况加以区别对待，如患者月经不调或闭经，没有孕育要求，则应以调经调周为主，帮助患者建立正常月经周期，遣方用药应特别注意顺应月经周期，临床将一般月经周期调整为 35 天左右即可，不必恪守 28 ~ 30 天的周期，月经周期调整基本正常后，需要继续服药，巩固疗效，否则极易复发，前功尽弃。

本篇所示处方主要解决月经不调、闭经问题。如患者有孕育要求，则可参照本篇调经、调周及不孕不育篇中"卵巢性不孕"相关内容进行辨证施治。（表 2-1）

多囊卵巢综合征是难治之症，治疗中需医患双方都要耐心，坚持治疗。

表 2-1　多囊卵巢综合征患者调经、调周、调孕用药规律

	卵泡期（经期、经后）月经第 3 ~ 13 天	排卵期 月经第 13 ~ 16 天	黄体期 月经第 16 ~ 24 天	黄体期（月经前）月经第 24 ~ 29 天
治则	补肾养血养卵（促进卵泡发育）	补肾温阳疏肝（促进卵泡排出）	健脾补肾暖宫活血（促进黄体功能）	暖宫活血通经（促进月经来潮）健脾补肾暖宫（促进孕育）
辨证	辨证施治	辨证施治	辨证施治	辨证施治
宜用药物	菟丝子、桑椹、覆盆子、肉苁蓉、熟地黄、白芍、当归	巴戟天、肉苁蓉、菟丝子、鹿角胶、枸杞子、当归、柴胡、郁金	促进月经来潮：巴戟天、肉苁蓉、当归、川芎、桃仁、红花、艾叶、鸡血藤、益母草 促进孕卵着床：当归、艾叶、菟丝子、桑寄生、续断、白术、鸡血藤	促进月经来潮：当归、川芎、赤芍、桃仁、红花、艾叶、鸡血藤、泽兰、益母草 促进孕卵发育：菟丝子、桑寄生、续断、白术、艾叶、熟地黄
辅助	监测阴道分泌物变化；监测基础体温；B 超监测卵泡大小、内膜情况			

（一）多囊补肾健脾方

处方　杜仲 10g，鹿角胶 6g，菟丝子 20g，熟地黄 10g，陈皮 6g，山药20g，白芍 10g，巴戟天 10g，山萸肉 10g，党参 20g，白术 20g，当归 10g，川芎 10g，枸杞子 10g，淡附片 6g，覆盆子 20g。

　　B 超提示子宫内膜较薄者加紫河车 3g（装胶囊吞服），肉苁蓉 20g，紫石英 10g，淫羊藿 10g。卵巢增大、排卵不好者加浙贝母 10g，皂角刺 10g，山慈菇 6g，炮山甲 3g。

按语　本方滋补肾精，养血调经。方中杜仲、鹿角胶、菟丝子、熟地黄、山药、巴戟天、山萸肉、枸杞子、覆盆子等滋补肾精；党参、白术健脾益气；白芍、当归、川芎养血调经；淡附片温补肾阳；陈皮防补药壅滞。加紫河车、肉苁蓉、紫石英、淫羊藿滋肾补肾；加浙贝母、皂角刺、山慈菇、炮山甲化痰散结。主治由于长期厌食，或精神压力大，或生活长期无规律，或长期睡眠不足，或反复胎停育、生化妊娠、人流、药流等原因造成肾精虚，导致月经初潮偏迟，量少甚至闭经，不孕，或有肥胖，或消瘦，腰腿酸软，头晕耳鸣，倦怠乏力，夜尿多，带下清冷，舌淡、苔白，脉沉细，属于肾精不足者。临证以月经初潮偏迟、量少甚至闭经、夜尿多、带下清冷为辨证要点。

　　宜从月经第 3 ~ 4 天开始服用，连续 20 剂后加桃仁 10g，红花 10g，白芍改为赤芍 10g，再服 5~7 剂，等待月经来潮。月经周期基本正常后，可服用养巢防衰膏（详见"妇科膏方"）巩固疗效，善后调理。

（二）多囊益气养血方

处方　党参 20g，白术 20g，茯苓 20g，炙甘草 9g，熟地黄 10g，山药20g，当归 20g，菟丝子 20g，白芍 20g，川芎 6g，砂仁 3g，桑椹 20g，陈皮6g，覆盆子 20g。

按语　本方益气养血，补肾调经。方中党参、白术、茯苓、炙甘草、熟地黄、当归、白芍、川芎补气养血；山药、菟丝子、桑椹、覆盆子补肾养卵；砂仁、陈皮使补而不滞。主治由于过度减肥，或长期厌食，或反复胎停育、生化妊娠、人流、药流等原因造成脾虚，导致月经后期量少甚至闭经，经色淡而清稀，或停经与月经淋漓不净交替出现，不孕，伴神疲乏力，头晕眼花，心悸气短，面色萎黄，舌淡，苔薄，脉细弱属于气血不足者。临证以月经后期量少、闭经、神疲乏力、面色萎黄为辨证要点。

宜从月经第 3~4 天开始服用，连续 20 剂后加桃仁 10g，红花 10g，白芍改为赤芍 10g，再服 5~7 剂，等待月经来潮。月经周期基本正常后，可服用补气养血膏（详见"妇科膏方"）巩固疗效，善后调理。

（三）多囊健脾化痰方

处方 苍术 10g，香附 10g，陈皮 6g，茯苓 20g，清半夏 10g，枳壳 10g，生姜 6g，川芎 6g，当归 10g，胆南星 3g，滑石 10g，神曲 10g，紫苏梗 10g，石菖蒲 6g。

月经量少、错后或闭经加泽兰 10g，牛膝 10g。痰多，形体肥胖者加山慈菇 6g，炮山甲 6g，皂刺 10g。小腹结块癥痕（卵巢增大，包膜厚）者加昆布 10g，海藻 10g，夏枯草 10g，莪术 10g。

按语 本方健脾化痰，理气调经。方中苍术、香附、陈皮、茯苓、清半夏、枳壳、胆南星、滑石、神曲、石菖蒲、生姜健脾化痰；川芎、当归、紫苏梗理气调经。加泽兰，牛膝活血通经；加山慈菇、炮山甲、皂角刺化痰散结；加昆布、海藻、夏枯草、莪术软坚消癥。主治由于恣食膏粱厚味等原因造成脾虚湿盛，导致形体肥胖，经行后期，月经量少，甚则闭经，不孕，带下量多，色白质黏无臭，头晕心悸，胸闷泛恶，四肢倦怠，或喉间多痰，大便不实，面目虚浮或㿠白，舌淡胖、有齿痕，苔白腻，脉沉滑，属于脾虚痰阻者。临证以形体肥胖、月经量少、闭经、胸闷泛恶为辨证要点。

宜从月经第 3~4 天开始服用，连续 20 剂后加桃仁 10g，红花 10g，泽兰 10g，再服 5~7 剂，等待月经来潮。月经周期基本正常后，可服用健脾除湿膏（详见"妇科膏方"）巩固疗效，善后调理。

（四）多囊理气活血方

处方 柴胡 6g，郁金 10g，当归 20g，川芎 6g，枳壳 6g，薄荷 6g，甘草 6g，厚朴 6g，白芍 20g，生地黄 10g，桃仁 10g，红花 10g，陈皮 6g，香附 10g，益母草 15g。

若经前胸胁、乳房、小腹胀痛，心烦易怒者加青皮6g，木香6g，橘叶10g，延胡索10g。腹中癥瘕久不消散者加三棱10g，莪术10g，路路通10g。

按语　本方疏肝理气，活血调经。方中柴胡、郁金、香附、陈皮、厚朴、枳壳、薄荷疏肝理气；当归、川芎、白芍、生地黄养血调经；桃仁、红花、益母草活血通经；甘草调和诸药。加青皮、木香、橘叶、延胡索疏肝解郁，行气止痛；加三棱、莪术、路路通活血化瘀消癥。主治由于精神压力大，或情志不遂，或长期生活无规律等原因造成肝气郁结，导致月经失调，经行小腹胀痛拒按，块下痛减，或经闭，或崩漏，不孕，肥胖，多毛，痤疮，焦虑抑郁，胸胁满闷，舌黯红舌边有瘀点，脉弦细属于气滞血瘀者。临证以痛经、小腹胀痛拒按、经闭、焦虑抑郁为辨证要点。

宜从月经第3～4天开始服用，连续20剂后加桃仁10g，红花10g，泽兰10g，再服5～7剂，等待月经来潮。月经周期基本正常后，可服用理气疏肝膏（详见"妇科膏方"）巩固疗效，善后调理。

（五）多囊清肝除湿方

处方　龙胆6g，栀子10g，黄芩10g，柴胡6g，车前子10g，泽泻10g，当归10g，木通3g，橘叶10g，炒薏苡仁30g，桑叶10g，夏枯草10g。

大便秘结者加酒大黄6g。溢乳（泌乳素升高）者加炒麦芽50g。乳房胸胁胀满者加郁金10g，王不留行10g，路路通10g。

按语　本方泻肝清热除湿。方中龙胆、栀子、黄芩、柴胡清肝泻热；车前子、泽泻、木通、炒薏苡仁清热利湿；桑叶、夏枯草除油散结；当归养血活血；橘叶缓解乳房胀痛。加酒大黄通便；加炒麦芽回乳；加郁金、香附、王不留行、路路通疏肝通络散结。主治由于精神压力大，或长期生活无规律，或恣食膏粱厚味等原因造成湿热郁结肝经，导致闭经或月经稀发量少，或先后无定期，或崩漏，不孕，形体壮实，毛发浓密油腻，面部油腻，痤疮较多，经前乳房胸胁胀痛，或有溢乳，口干喜冷饮，大便秘结，苔薄黄，脉弦或弦数，属于肝经湿热者。临证以闭经或月经稀发量少、面部油腻、痤疮较多为辨证要点。

宜从月经第3～4天开始服用，连续20剂后加桃仁10g，红花10g，泽兰10g，再服5～7剂，等待月经来潮。月经周期基本正常后，可服用减肥瘦身膏（详见"妇科膏方"）巩固疗效，善后调理。

第三章

不孕不育

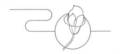

夫妇婚后同居2年以上，性生活正常，未避孕而未受孕者，或曾有孕育，未避孕又2年以上未再受孕者，称为不孕症。前者称为原发性不孕，后者称为继发性不孕。不孕不育是临床常见问题，引起不孕不育的原因分为男性不育和女性不孕两类。

西医认为首要的发病病因依次是排卵障碍、精液异常、输卵管异常、不明原因的不孕、子宫内膜异位症、宫颈狭窄、免疫学不孕等。

无论中医、西医，在诊治不孕不育时，都应首先认真仔细地进行男女双方的全面评估，详细了解病史，分析原因。全面评估看似复杂费时，但非常重要，能在抽丝剥茧中找出问题，明确症结所在，精准辨病，辨证治疗，否则欲速而不达。在不孕不育的治疗中，辨病（西医）与辨证（中医）相结合也显得尤为重要，治疗才能不走弯路。

一、不孕不育的评估

（一）对女性的评估

通常先对女性以排卵功能障碍、盆腔炎症、输卵管因素、子宫内膜容受性异常为主线依次寻找问题。

1.了解病史

（1）年龄、不孕病程。

（2）月经史：初潮年龄、月经周期、带经天数、经量、经色、经质、有无痛经或闭经、末次月经（LMP）的时间（年、月、日），甚至了解前次月经（PMP）时间（年、月、日）、再前次月经时间（年、月、日）。

（3）带下情况：量、色、质，有无异味；有无小腹、腰部疼痛等。

（4）孕育史：孕次、产次、产式（顺产、剖宫产）、末产时间（年、月）；

人流或药流次数、末次人流药流时间（年、月）；有无宫外孕、畸胎、生化妊娠、胎停育、流产、早产史等。

（5）基本健康状况；妇科疾病史；重大疾病史（重大手术、结核病、贫血、糖尿病、肿瘤、放化疗）；肥胖史，减肥史；盆腔手术史（人流、清宫、宫腔镜、腹腔镜、输卵管造影、通气通液）等。

（6）情绪、饮食、睡眠、吸烟饮酒、生活工作环境等情况。

2. 相关检查

（1）B超或阴道超声，了解盆腔内生殖器情况（最好选择在排卵期前，如月经的第12天，闭经者随时检查）

①子宫大小（幼稚子宫），位置，有无畸形（三角子宫、子宫纵隔）、宫腔粘连、肌瘤、腺肌病、息肉。

②内膜厚度、有无内膜炎。

③两侧卵巢大小、卵泡发育情况。

④附件情况（卵巢囊肿、巧克力囊肿、输卵管增粗）。

⑤盆腔情况（积液）。

（2）性激素六项：女性不孕的常规检查，一般在月经的第3~5天检测，闭经者随时检测（早9点空腹抽血，结果最为精准）。月经的第3~5天检测者，结果参照卵泡期数值，反映卵巢的功能状态；闭经者检查结果默认为月经前的时间，参照黄体期数值。

目前国内尚无完整的、统一的妇产科内分泌性激素测定值，且由于各种试剂来源、测定方法、数据计算、采用单位不同，即使同一激素标本，各实验室所得结果也不完全相同，检查结果要与附带的参考值做对比。

①促卵泡生成激素（FSH）：主要促进卵泡发育和成熟。血FSH的浓度在排卵前、排卵期、排卵后不同。一般5~40mIU/mL为正常值。降低见于雌孕激素治疗期间、席汉综合征等；升高见于卵巢早衰、卵巢不敏感综合征、原发性闭经等。

②促黄体生成素（LH）：主要促使排卵，在FSH的协同下，形成黄体并分泌孕激素。血LH的浓度在排卵前、排卵期、排卵后不同。一般在非排卵期的正常值是5~25mIU/mL。降低提示席汉综合征，高FSH再加高LH，则提示卵巢功能衰竭。

若FSH和LH水平很低，说明垂体功能不足；如果FSH和LH增高，说明垂体没有问题而是卵巢的问题，存在卵巢功能早衰的可能性。促卵泡生成激素（FSH）与促黄体生成素（LH）的比值很重要。LH/FSH 正常值＜ 2，如 ≥ 3 可作为诊断多囊卵巢综合征的主要指标。卵泡早期（月经第 2 ~ 3 天）的 FSH/LH 被认为是预测卵巢储备功能的指标，FSH、LH 两者相差越小越好，FSH/LH 正常值＜ 1 ~ 2 或以下，如＞ 2 ~ 3.6 提示卵巢储备功能不良（DOR）。

③催乳素（PRL）：主要促进乳腺增生、乳汁生成和排乳。在非哺乳期血 PRL 正常值为 0.08 ~ 0.92nmol/L。高于 1.0nmol/L 即为高催乳素血症，应首先排除垂体肿瘤，增高可抑制 FSH 及 LH 的分泌，抑制卵巢功能，抑制排卵，造成闭经、不孕。

④雌二醇（E_2）：主要促使子宫内膜转变为增殖期，促进女性第二性征的发育。血 E_2 的浓度在排卵前、排卵期、排卵后不同，降低见于卵巢功能低下、卵巢早衰、席汉综合征。

⑤孕酮（P）：主要促使子宫内膜从增殖期转变为分泌期。血 P 浓度在排卵前、排卵期、排卵后不同，降低见于黄体功能不全、排卵型功能失调性子宫出血等，异位妊娠血 P 水平偏低。

⑥睾酮（T）：主要促进阴蒂、阴唇和阴阜的发育，对全身代谢有一定影响。但对雌激素有拮抗作用，女性血 T 的浓度为 0.7 ~ 3.1nmol/L。血 T 升高为高睾酮血症，可引起不孕；多囊卵巢综合征血 T 值升高。

（3）怀疑卵巢早衰或年龄超过 40 岁者，应做抗苗勒管激素（AMH）检测。检测不受月经时间的限制，空腹抽血。主要用来检测卵巢的正常生理功能，以此评估女性卵巢储备功能和卵子质量，是评估卵巢储备功能最直接、最重要的指标之一，特别是 40 岁以上的不孕者，更应检测。正常值在 2 ~ 7ng/mL。抗苗勒管激素是卵巢窦前卵泡颗粒细胞分泌的激素，是卵巢窦卵泡数目的精确反映，AMH 值越高，说明卵子的库存量越大，生育能力较强；指数小于 2ng/mL 时提示卵巢低反应，卵巢储备功能不足，数值越低，卵巢储备功能越差；低于 1.1ng/mL，表示卵巢储备功能下降；0.1 ~ 0.35ng/mL 则提示卵巢储备功能已经处于绝经期水平，通过 AMH 值可以预测绝经年龄；相反，达到 8 ~ 9ng/mL，甚至高于正常水平 2 ~ 3 倍，则提示多囊卵巢综合征。

（4）怀疑输卵管问题者，应做输卵管造影。术后 1 ~ 3 个月可以备孕。生殖道无炎症的女性在月经干净的 3 ~ 7 天进行输卵管造影，月经周期紊乱或闭经的患者可以随时进行检查（务必排除怀孕），造影前禁性生活 3 天，在 B 超下将造影剂注入子宫，观察造影剂充盈子宫和输卵管的情况。

（5）反复胎停、自然流产者，应做甲状腺功能检测。甲状腺功能3项包括游离T3、游离T4、促甲状腺激素（TSH）。可以判断是甲亢还是甲减。因采用的检测方法不同，检查结果应与附带的参考值做对比。血T3、T4升高，TSH降低或升高，提示甲亢。会对女性的生殖系统造成影响，出现月经稀少、周期延长，甚至闭经，影响部分女性的正常妊娠和生育。血T3、T4降低，TSH升高，提示原发性甲减。甲减病情轻时不影响怀孕，但会影响胎儿的正常发育，流产或者死胎率较高，同时还会影响胎儿的智力。对于备孕者，促甲状腺激素（TSH）最好低于2.5mlU/L。

（6）反复胎停育者，应做染色体、基因体检测。

（7）宫腔镜检查：了解宫腔内情况，可发现宫腔粘连、黏膜下肌瘤、息肉、子宫畸形等可能导致不孕的病变。同时也可在宫腔镜直观下进行治疗。

（8）腹腔镜检查：能直接观察子宫、输卵管、卵巢有无病变或粘连，确定输卵管是否畅通；约有20%的患者通过腹腔镜可以发现术前没有诊断出来的病变。

（9）免疫学检查：是否存在抗精子抗体。

（10）中医治疗中可于月经来潮的第12~14天做B超或阴道超声持续监测卵泡发育、子宫内膜情况，指导同床时机。月经来潮的第12天，卵泡在1.4~1.7cm左右，内膜0.7~0.8cm左右。月经的第14天，成熟的卵泡在2.0cm×1.8cm左右，内膜在1~1.2cm左右，呈三线征A级，最有利于受孕。

（二）对男性的评估

对男性从生精异常及排精障碍等方面寻找问题。

1. 生精异常及排精障碍

（1）年龄、不育病程。

（2）基本健康状况；是否有前列腺炎；重大疾病史（腮腺炎、重大手术、贫血、糖尿病、结核病、肿瘤、放化疗）；外生殖器情况（隐睾、精索静脉曲张、外伤、外生殖手术）。

（3）情绪、饮食、睡眠、吸烟饮酒、是否经常洗桑拿、穿着紧身裤、生活工作环境、性功能（阳痿、不排精、早泄）等情况。

2. 相关检查

（1）精液常规及形态检查：在男子 3 ~ 5 天不排精的情况下进行检查。（表 3-1）

表 3-1　精液常规及形态检查参考值

项目	正常参考值	项目	正常参考值
外观	均匀的乳白色，呈半流体状	精子总数	不少于 3900 万 / 每次射精
精液量	1.5mL 以上	精子活率	58% 以上
pH	7.2 以上，呈弱碱性	精子活力	50% 以上（a+b+c）
液化时间	室温下 60 分钟内，一般不超过 15 分钟	正常形态	4% 以上
精子密度	1500 万 /mL 以上	白细胞	少于 1×10^6/mL

世界卫生组织推荐精子活力分为四级：0（D）级：不活动；1（C）级：精子原地摆动；2（B）级：有中等的前向运动；3（A）级：前向运动活跃，快速直线运动。正常的精子活力为 2 ~ 3 级的精子达 40% ~ 50% 或以上。精子形态：畸形精子小于 50%。

（2）女方反复胎停育或畸胎者，男方也应做染色体、基因检测。

二、排卵功能障碍（卵巢性不孕）

成熟的卵子从破裂的卵泡排出，落入腹腔的过程称为排卵。女性出生后，两侧卵巢有 30 万 ~ 60 万个卵泡，但在人的一生中，只有 400 余个卵泡能发育成熟，最多不超过 500 个，其余退化。卵子排出后一般存活 12 ~ 24 小时。成熟的卵子直径为 1mm，作为人体中最大的细胞承担着人类繁衍生命的作用。正常的排卵需要完整的下丘脑 - 垂体 - 卵巢性腺轴的正常功能，其中任何环节功能失调或器质性病变，都可造成暂时或长期的卵巢功能障碍，导致排卵异常。

阴道 B 超可以检测出直径 4mm 的卵泡，月经周期第 5 ~ 7 天可检测出一组小卵泡，第 8 ~ 12 天发展出优势卵泡，通常只有 1 个，以后每日以 2 ~ 3mm

速度增大，发育成直径为 18 ~ 25mm 的成熟卵泡。在排卵后，原优势卵泡消失或卵泡壁塌陷，可伴有少量盆腔积液。

如果 ≥ 2 个周期没有优势卵泡，或优势卵泡直径 < 17 ~ 18mm，或成熟卵泡不破裂等征象，可考虑为排卵障碍。由排卵功能障碍引起的不孕也称卵巢性不孕，是指卵子不能发育成熟或无法正常排出，是女性不孕症的常见原因之一，占女性不孕的 25% ~ 35%。其中多囊卵巢综合征是导致排卵障碍最为常见的疾病，占排卵障碍的 40% ~ 50%；此外卵巢功能衰竭、高泌乳素、甲亢、甲减、重度营养不良等均可引起排卵障碍。

排卵功能障碍属于中医月经病、闭经、不孕等范畴，中医治疗下丘脑或垂体型排卵障碍，或由甲减、甲亢、多囊卵巢、卵巢功能衰竭、重度营养不良引起排卵功能障碍有较好疗效。

中医认为由于肾虚命门火衰，精血亏虚以致胞脉失于温煦；或脾虚气血亏虚，不能滋养冲任；或脾失健运导致痰湿，湿浊壅于胞脉；或邪与血结，瘀血阻脉，均可导致冲任不能育卵成孕。

临证应辨别脏腑、气血、虚实，重点在于温养肾气，调理气血，调理月经。

杨继军教授认为在排卵功能障碍性不孕的治疗中，用药应特别注意顺应月经周期不同阶段体内阴阳气血的不同状态。阴为物质，在这里主要是指卵泡和子宫内膜；阳为功能，在这里主要是指排卵、拾卵、受精、运送孕卵、着床等功能。治疗中必须顺应卵巢周期，顺应阴生阳长理念。如月经后的卵泡期是阴生为主，宜静养阴血，补肾填精，促膜促卵，以促进卵泡发育和子宫内膜生长为主要目的；排卵期则逐渐转化为以阳长为主，宜加用温养药物，阴阳并补，补阳促进排卵；排卵后进入黄体期，应以温补阳气，暖宫活血，促膜促孕为主。因此一定要依据月经周期阴阳气血的变化指导治疗。一般选择在月经的第 3 天开始服药，连续服用 10 剂使育卵成熟，后加温阳药再服 10 剂后停药，使胎孕可成。之后等待孕育成功或月经来潮。此外嘱患者保持情志舒畅，选择氤氲之时而合阴阳，必要时可在月经的第 12 天、第 14 天阴道 B 超监测排卵，除观察卵泡发育及子宫内膜情况外，还应注意把握时机，指导同床时间，以利成孕。

（一）补肾益卵汤

处方 熟地黄10g，覆盆子20g，陈皮6g，肉苁蓉10g，茯苓20g，当归20g，菟丝子20g，巴戟天10g，桑椹20g，杜仲10g，白术10g，益母草30g，紫河车3g（装胶囊吞服）。

按语 本方补肾填精，活血益卵。方中熟地黄、覆盆子、肉苁蓉、菟丝子、巴戟天、桑椹、杜仲补肾益卵，以子补子；当归、茯苓、白术补气养血；益母草活血化瘀；紫河车大补精血，才能壮子沃土，孕育成功；陈皮制约补药壅滞之性。主治由于先天禀赋不足，或房事不节，或长期起居失常，或过度减肥节食，或长期厌食，或反复胎停育、生化妊娠、人流、药流，或长期睡眠不足，或体质虚弱等原因造成肾精不足，导致婚久不孕，月经后期，量少色淡，甚则闭经，头晕眼花，面色晦黯或萎黄，腰酸腿软，精神疲倦，腹冷肢寒，性欲淡漠，舌淡，苔白滑，脉沉细无力，属于肾虚者。临证以月经后期、甚则闭经、腰酸腿软、腹冷肢寒、西医的下丘脑或垂体型排卵障碍、甲减、卵巢功能衰退、重度营养不良引起的排卵障碍表现为没有优势卵泡、或排卵期优势卵泡直径17~18mm或更低为辨证要点。

本方宜于月经的第2~3天开始每日1剂，连续服用10剂，将肉苁蓉、巴戟天加倍后再服10剂。服药期间应于月经第12天、第14天做B超检查，根据卵泡发育及子宫内膜情况试孕。

（二）补血益卵汤

处方 党参20g，白术10g，茯苓20g，菟丝子20g，熟地黄10g，山药20g，当归20g，桑椹20g，白芍20g，川芎6g，砂仁6g，覆盆子20g，陈皮6g，益母草30g，紫河车3g（装胶囊吞服）。

按语 本方补气养血，活血益卵。方中党参、白术、茯苓、熟地黄、山药、当归、白芍、川芎补气养血；覆盆子、菟丝子、桑椹补肾益卵；益母草活血化瘀；紫河车大补精血，使冲任气血充足；砂仁、陈皮和胃理气，制约补药壅滞之性。主治由于饮食量少，或过度减肥，或长期厌食，或劳倦过度，或反复胎停育、生化妊娠、人流、药流，或体质虚弱等原因造成气虚血亏，导致婚久不孕，月经后期量少甚至闭经，经色淡而清稀，或闭经与月经淋漓不净交替出现，伴神疲乏力，头晕眼花，心悸气短，面色萎黄，舌淡，苔薄，脉细弱，属于气血亏虚者。临证以月经量少，甚则闭经，头晕眼花，面色萎黄，西医的下丘脑或垂体型排卵障碍、甲减、卵巢功能衰退、重度营养不良引起的排卵障碍，表现没有优势卵泡，或排卵期优势卵泡直径 17～18mm 或更低，为辨证要点。

本方宜于月经的第 2～3 天开始每日 1 剂，连续服用 10 剂后，加肉苁蓉 10g，巴戟天 10g，再服 10 剂。服药期间应于月经第 12 天、第 14 天做 B 超检查，根据卵泡发育及子宫内膜情况试孕。

（三）化痰促卵汤

处方 清半夏 10g，苍术 10g，陈皮 6g，茯苓 20g，炒薏苡仁 30g，炒白术 10g，香附 10g，菟丝子 10g，桑椹 20g，覆盆子 20g，鸡血藤 30g，益母草 30g。

按语 本方燥湿化痰，活血促卵。方中清半夏、苍术、陈皮、茯苓、炒薏苡仁、炒白术健脾利湿化痰；覆盆子、菟丝子、桑椹补肾益卵；香附、鸡血藤、益母草活血化瘀。主治由于素体肥胖，或恣食膏粱厚味等原因造成脾虚生痰，导致婚久不孕，形体肥胖，经行延后，甚或闭经，带下量多，色白质黏无臭，头晕心悸，胸闷泛恶，面色㿠白，苔白腻，脉滑，属于痰湿者。临证以形体肥胖，月经错后量少，甚则闭经，苔白厚腻，西医多囊卵巢综合征引起的排卵障碍，表现没有优势卵泡，或排卵期优势卵泡直径 17～18mm 或更低，为辨证要点。

本方宜于月经的第 2～3 天开始每日 1 剂，连续服用 10 剂后，加肉苁蓉 10g，巴戟天 10g，再服 10 剂。服药期间应于月经第 12 天、第 14 天、第 16 天分别做 B 超检查，根据卵泡发育及子宫内膜情况试孕。

（四）化瘀促卵汤

处方 当归 20g，川芎 6g，赤芍 10g，小茴香 6g，延胡索 10g，蒲黄 6g，香附 10g，鸡血藤 30g，大血藤 15g，五灵脂 10g，菟丝子 10g，覆盆子 20g，丹参 10g，益母草 30g，艾叶 9g。

按语 本方活血化瘀，通络促卵。方中菟丝子、覆盆子补肾益卵；当归、川芎、赤芍、小茴香、蒲黄、香附、鸡血藤、大血藤、五灵脂、丹参、益母草活血化瘀，瘀血消散，冲任二脉畅通，有利于孕育；延胡索缓解少腹疼痛；艾叶暖宫。主治由于情志不遂日久，或经期产后感寒，或久不成孕等原因造成气滞血瘀，导致多年不孕，月经后期，量少或多，色紫黑，有血块，经行不畅，甚或漏下不止，少腹疼痛拒按，经前痛剧，舌紫黯或舌边有瘀点，脉弦涩，属于血瘀者。临证以月经错后，量少色黯有血块，痛经，西医多囊卵巢综合征引起的排卵障碍，表现没有优势卵泡，或排卵期优势卵泡直径 < 17 ~ 18mm 或更低，为辨证要点。

本方宜于月经的第 2 ~ 3 天开始每日 1 剂，连续服用 10 剂，加肉苁蓉 10g，巴戟天 10g，再服 10 剂。服药期间应于月经第 12 天、第 14 天、第 16 天分别做 B 超检查，根据卵泡发育及子宫内膜情况试孕。

三、盆腔及输卵管性不孕

女性盆腔包括生殖器官子宫、输卵管、卵巢及盆腔腹膜和子宫周围的结缔组织。由于盆腔炎证引发的不孕统称为盆腔性不孕。

其中输卵管是女性生殖系统的重要组成部分之一，具有运送精子、拾取卵子及把受精卵运送到子宫腔的重要作用，也是精子和卵子结合的场所，由于输卵管出现粘结、堵塞，以及通而不畅等异常情况导致的不孕，则具体称为输卵管性不孕。输卵管不通或功能障碍是女性不孕的主要原因。造成输卵管不通或功能障碍的原因是急、慢性输卵管炎症。除有盆腔炎症状外，查体可见下腹压痛，双合诊可扪及增粗的输卵管或包块，压痛。输卵管积水可扪及囊性肿物。输卵管造影可帮助确诊。

急、慢性盆腔炎（子宫炎、子宫内膜炎、输卵管炎、输卵管积液、输卵管阻塞、慢性盆腔结缔组织炎、盆腔积液等）属于中医带下病、月经病、不孕、腹痛、癥瘕等范畴，中医治疗有较好疗效。中医认为产后或流产后、宫腔内手术操作后、经期卫生不良等均可致胞宫空虚，湿毒、湿热、秽浊之邪乘虚内侵，与气血相结，蕴积胞宫、胞脉、胞络。湿热瘀毒是急性盆腔炎的病因病机。如治疗不彻底，病久迁延，余邪未净，则寒湿凝滞气血，使病情虚实错杂。寒湿血瘀是慢性盆腔炎的病因病机。

对于输卵管性不孕，西医比较推荐通液、导丝等手术治疗，中医则注重全身和局部环境（盆腔、宫腔、输卵管）的调理。临证时主要根据腹痛、腰痛情况，月经、带下的量、色、质、味，结合伴随症状及舌脉辨其寒、热、虚、实。治疗以除湿为主要方法，或清热除湿，或散寒除湿，还可配合健脾、活血化瘀、清热解毒等之法。治疗需掌握时机，如急性盆腔炎可随时治疗；慢性盆腔炎一般选择在月经的第 4 天开始服药，连续服用 24 剂后停药，等待月经来潮。

（一）盆腔消炎方

处方　黄柏 6g，鸡血藤 30g，忍冬藤 30g，桃仁 10g，红花 10g，赤芍 10g，土茯苓 15g，败酱草 15g，香附 10g，乌药 10g，椿皮 6g，益母草 30g，鸡冠花 10g，延胡索 10g，萆薢 10g。

按语　本方清热利湿止带。方中黄柏、忍冬藤、土茯苓、败酱草、萆薢清热解毒，利湿通络；桃仁、红花、赤芍、鸡血藤、乌药、延胡索、香附、益母草活血化瘀，理气止痛；椿皮、鸡冠花利湿止带。主治急、慢性盆腔炎、输卵管炎，小腹疼痛下坠，或腰部重痛，或有发热，带下量多，色黄或黄绿如脓，黏稠或呈泡沫状，有臭气，月经淋漓不断，伴阴部瘙痒，心烦易怒，口苦咽干，纳差失眠，尿赤便干，舌红，苔黄腻，脉弦滑数，属于湿热下注者。临证以腰及小腹疼痛、或有发热、带下色黄如脓为辨证要点。

本方宜每日 1 剂，服用至症状消失，经期停用。

（二）宫腔消炎方

处方　当归 10g，鸡血藤 30g，桃仁 10g，艾叶 9g，茯苓 20g，红花 10g，川芎 6g，小茴香 6g，香附 10g，乌药 10g，椿皮 6g，益母草 30g，鸡冠花 10g，路路通 10g。

按语　本方温中除湿，化瘀通络。方中当归、鸡血藤、桃仁、红花、川芎、益母草活血化瘀；艾叶、茯苓、小茴香、香附、乌药温散寒湿；椿皮、鸡冠花利湿止带；路路通通络。主治子宫内膜炎、输卵管炎等久病小腹隐痛下坠，或小腹冷痛，或月经量少色黯有血块，或淋漓不断，或不孕，或腰痛，带下量多，清稀色白，舌暗淡，苔腻，脉细滑，属于寒湿血瘀者。临证以腰或小腹冷痛，月经量少色黯有血块，或淋漓不断，带下清稀色白为辨证要点。

本方宜在月经第 4 天开始连续服用 24 剂后停药，等待月经来潮，经期停用。连续治疗 2~3 个月经周期，至症状消失。亦可使用盆腔（慢盆）消炎膏（详见"妇科膏方"），连续服用至症状消失。经期停用。

■ 附：中医外治方法（见"妇科杂症/盆腔炎"部分）

四、子宫内膜容受异常性不孕

子宫内膜容受是指子宫内膜对胚胎的接受能力，子宫内膜具有容受胚胎着床的作用。在每个月经周期中，子宫内膜受多种复杂的调控发生着变化，一般在排卵后 6~10 天（正常月经周期的第 20~24 天），才具备对胚胎的接受能力，允许胚胎扎根内膜、在宫腔生长发育，这个特定时间称为着床窗。子宫内膜是孕育中不可忽视的重要环节。子宫内膜容受是一种综合状态，包括子宫内膜的厚度、类型、血流指数、内膜运动等，任何一方面出问题，都不利于胚胎的移植和着床。

西医认为影响子宫内膜容受的因素主要有宫腔粘连、子宫内膜炎、子宫内膜息肉、子宫肌瘤（黏膜下、肌壁间）、子宫畸形、子宫内膜异位、输卵管积水、反复人流手术、反复自然流产、黄体功能不全、激素水平紊乱、多囊卵巢综合征、高龄等损伤子宫内膜，影响子宫内膜对胚胎的接受能力，称之为子宫内膜容受性异常性不孕。

目前，B 超是评价子宫内膜容受性最常用、最简单的方法。不但可以了解排卵期子宫内膜的厚度，还可通过测量子宫内膜血流，了解子宫内膜的容受性。

子宫内膜容受异常（子宫内膜炎、子宫肌瘤、子宫内膜息肉、子宫内膜异位、输卵管积液、反复人流及自然流产、反复胎停育、反复生化妊娠等）属于中医月经病、不孕、流产、滑胎、痛经、腹痛、癥瘕等范畴，中药可以较好地修复子宫内膜，改善子宫内膜容受性，促进宫腔血流，不仅对自然受孕有帮助，而且对提高试管婴儿胚胎的移植成功率也有重大帮助。

中医认为肾精不足，或气血不足，或瘀血阻络，或宫寒，或几种因素交织，均可致宫膜薄而不健，不能受纳孕卵。

此外，在自然妊娠或辅助生育技术中，胚胎的质量和子宫内膜的容受性是影响妊娠成功的关键因素。长久以来，在孕育中都会把胚胎当成"主角"，把子宫内膜当成"配角"，但胚胎着床其实是一个复杂的涉及众多生物机制参与的过程，其中胚胎质量与子宫内膜容受性是两个最为重要的因素。胚胎和子宫内膜好比种子和土壤，好种子必须落在好土壤里，才会有好收成。因此，子宫内膜的容受性与胚胎着床关系很大。中医调理子宫内膜的容受异常，相当于治理土壤，让土壤水肥充足，温度适宜，利于种子生根发芽，生长壮大。

（一）补肾养膜汤

处方　熟地黄 20g，桑寄生 30g，菟丝子 20g，杜仲 10g，续断 10g，白术 10g，巴戟天 10g，益母草 30g，当归 10g，芍药 10g，川芎 6g，陈皮 6g，紫河车 3g（装胶囊吞服）。

按语　本方补肾填精，活血养膜。方中熟地黄、桑寄生、菟丝子、杜仲、续断、巴戟天补肾填精；益母草、当归、芍药、川芎养血活血，有利于增加子宫内膜的血流；白术健脾益气；紫河车大补精血，有利于增加子宫内膜的厚度；陈皮制约熟地黄滋腻之性。主治由于反复人流或药流、反复自然流产、反复胎停育，或高龄孕育，或长期月经量少，或产后失养，或长期起居失常，或长期睡眠不足等原因造成肾精不足，不能育膜，导致婚久不孕，或反复人流、药流后不孕，或反复自然流产、胎停育，或高龄孕育，平素月经不调，时有闭经，月经量少色黯，腰酸腿软，面色晦黯不华，精神疲倦，手足欠温，小便清长，舌淡，苔薄，脉沉细，属于肾精不足者。临证以月经量少色黯、时有闭经、腰酸腿软、手足欠温为辨证要点。

本方宜于月经的第 2~3 天开始每日 1 剂，根据月经周期连续服用 20~25 剂，经期或孕后停用。服药期间应于月经第 12 天、第 14 天、第 16 天分别做 B 超检查，根据子宫内膜情况试孕或进行试管婴儿胚胎移植。

（二）补血养膜汤

处方 党参 20g，白术 20g，黄芪 20g，茯苓 10g，当归 10g，川芎 6g，白芍 10g，熟地黄 10g，益母草 30g，鸡血藤 30g，陈皮 12g，龙眼肉 10g，砂仁 6g，紫河车 3g（装胶囊吞服）。

按语 本方补益气血，活血养膜。方中党参、白术、茯苓、当归、川芎、熟地黄、白芍、黄芪、龙眼肉补气养血；益母草、鸡血藤活血调膜，紫河车大补精血，调整子宫内膜；陈皮、砂仁调理脾胃。主治由于反复人流或药流、反复自然流产、反复胎停育，或高龄孕育，或长期月经量少，或产后失养，或长期起居失常，或长期睡眠不足等原因造成气血不足，不能养膜，导致婚久不孕，或反复人流、药流后不孕，或反复自然流产、胎停育，平素月经先后无定期，月经量少色淡，或崩漏，或闭经，面色苍白或萎黄，毛发干枯，疲倦乏力，食少纳呆，舌淡，苔薄，脉细无力，属于气血亏虚者。临证以月经量少色淡、时有闭经、面色苍白或萎黄为辨证要点。

本方宜于月经的第 2～3 天开始每日 1 剂，根据月经周期连续服用 20～25 剂，经期或孕后停用。服药期间应于月经第 12 天、第 14 天、第 16 天分别做 B 超检查，根据子宫内膜情况试孕或进行试管婴儿胚胎移植。

（三）活血养膜汤

处方 当归 10g，川芎 6g，熟地黄 10g，赤芍 10g，桃仁 10g，红花 10g，陈皮 6g，鸡血藤 30g，乌药 10g，益母草 30g，怀牛膝 10g，柴胡 6g，香附 10g，紫河车 3g（装胶囊吞服）

按语 本方活血化瘀，通经促膜。方中用桃红四物活血养血；鸡血藤、乌药、益母草、怀牛膝、柴胡、香附理气活血调膜；紫河车大补精血，调理内膜；陈皮制约熟地黄滋腻之性。主治由于反复人流或药流、反复自然流产、反复胎停育，或高龄孕育，或痛经日久，或长期月经量少，或产后或经期受寒，或子宫内膜腺肌病、子宫肌瘤或内膜息肉，或长期起居失常等原因致瘀血阻络，不能滋膜，导致婚久不孕；或反复人流、药流后不孕，或产后经期受寒，或痛经日久，或子宫内膜异位、子宫腺肌病、卵巢巧克力囊肿，或慢性盆腔炎等。平素月经后期，量少色紫黯有血块，或崩漏，或闭经，面色晦黯，面部色斑，舌暗有瘀点瘀斑，苔薄，脉细涩，属于瘀血阻滞者。临证以痛经、月经量少色黯有血块、舌暗有瘀点瘀斑为辨证要点。

本方宜于月经的第 2~3 天开始每日 1 剂，根据月经周期连续服用 20~25 剂，经期或孕后停用。服药期间应于月经第 12 天、第 14 天、第 16 天分别做 B 超检查，根据子宫内膜情况试孕或进行试管婴儿胚胎移植。

（四）暖宫养膜汤

处方 当归 20g，川芎 6g，香附 10g，延胡索 10g，益母草 30g，艾叶 9g，红花 10g，桃仁 10g，乌药 10g，吴茱萸 3g，鸡血藤 30g，炮姜 6g，紫河车 3g（装胶囊吞服）。

按语 本方温经散寒，活血养膜。方中当归、川芎、香附、延胡索、艾叶、乌药、吴茱萸、炮姜暖宫散寒；益母草、红花、桃仁、鸡血藤活血化瘀；紫河车大补精血，调理内膜。主治由于产后或经期受寒等原因造成宫寒不能温养宫膜，导致婚久不孕，或子宫内膜异位、子宫腺肌病、卵巢巧克力囊肿，或慢性盆腔炎等，平素月经后期，月经量少色黯有血块，腰腹冷痛，痛经，手足不温，面色苍白，舌淡暗，苔薄，脉弦紧，属于寒凝胞宫者。临证以经期腰腹冷痛，手足不温，月经量少色黯有血块为辨证要点。

本方宜于月经的第 2~3 天开始每日 1 剂，根据月经周期连续服用 20~25 剂，经期或孕后停用。服药期间应于月经第 12 天、第 14 天、第 16 天分别做 B 超检查，根据子宫内膜情况试孕或进行试管婴儿胚胎移植。

附：子宫内膜容受异常的中医外治方法

1. 艾灸

选穴 神阙（图 1-8）、关元（图 1-3）、八髎穴区（图 1-12）。

主治 由子宫内膜异位、子宫腺肌病、卵巢巧克力囊肿，或慢性盆腔炎所致子宫内膜容受异常性不孕。证见月经后期，量少色黯，有血块，腰腹冷痛，痛经，手足不温，面色苍白，属寒凝胞宫者。

操作 使用温灸盒（图 1-13）分别置于腹部、骶部腧穴处，盒内放入适量艾绒或艾条，点燃施灸 20~30 分钟，以患者能够耐受、皮肤潮红为好。操作时注意掌握温度，切勿烫伤患者。

疗程 选择月经干净后开始每日 1 次，腹部及腰骶部腧穴交替使用，10 次为 1 个疗程，休息 3 日开始第 2 个疗程。经期孕期停用。

2.脐灸——暖宫调经灸

脐贴 由延胡索、艾叶等 10 余味中药制成的温宫丹（图 1-19）。

主治 由子宫内膜异位、子宫腺肌病、卵巢巧克力囊肿，或慢性盆腔炎所致子宫内膜容受异常性不孕。证见月经后期，量少色黯，有血块，腰腹冷痛，痛经，手足不温，面色苍白，属寒凝胞宫者。

操作 详见痛经篇。

疗程 月经干净后隔日 1 次，连续 10 次为 1 个疗程，休息 5~7 天，再开始第 2 个疗程。经期孕期停用。

五、男子不育

男子不育是指由于男性因素引起的不育。临床上把男性不育分为性功能障碍和性功能正常两类，后者依据精液分析结果可进一步分为无精子症、少精子症、弱精子症、精子无力症和精子数正常性不育。近几年随着人们对人类生殖问题认识的提高，以及男科学研究的飞速发展，男性不育的发现率逐步增高，已引起临床的高度重视。

中医认为肾精不足、肝郁气滞、脾气不足等均可致性功能障碍，以致不育；此外，素体肥胖、恣食厚味、高温热浴、久坐憋尿导致湿热下注等原因均可致生精不良，或精少精弱，以致不育。

肾精的盛衰决定着男子的生育能力（性功能、精液质量），肾精亏虚是男性不育的主要原因。益肾生精、补肾填精、健脾益气、活血化瘀、清热利湿是治疗男性不育的大法，能改善性功能、提高精液质量。

（一）助阳生精汤

处方 附子 6g，肉桂 1.5g，熟地黄 10g，山药 10g，山萸肉 10g，茯苓 10g，巴戟天 10g，肉苁蓉 10g，菟丝子 10g，枸杞子 10g，淫羊藿 10g，陈皮 6g。

按语　本方温肾助阳生精。方中附子、肉桂、巴戟天、淫羊藿、肉苁蓉温肾助阳；熟地黄、山药、山萸肉、茯苓、菟丝子、枸杞子补肾生精；陈皮制约补药壅滞。主治由于先天不足，损伤肾气，房事不节，耗伤精血等原因造成肾精不足，性功能障碍，或生精不良，或精少精弱，导致阳痿，精液稀薄清冷，阴囊阴茎冰凉冷缩，或局部湿冷，腰酸膝软，头晕耳鸣，畏寒肢冷，精神萎靡，面色㿠白，或检测结果提示精液质量较差，精子数量少，活率低，活力差，畸形率高，舌淡苔薄白，脉沉细，属于肾虚者。临证以阳痿、阴囊阴茎湿冷、腰酸膝软、畏寒肢冷为辨证要点。

本方宜每日1剂，至性功能正常，精液常规检测结果提示精液质量提高，精子数量、活率、活力、畸形率等指标基本正常，女方怀孕。

（二）生精育子汤

处方　枸杞子10g，菟丝子10g，覆盆子10g，五味子6g，车前子10g，桑椹20g，生牡蛎20g，肉苁蓉10g。

按语　本方补肾益气，生精益精。方中六子补肾生精；生牡蛎、肉苁蓉补肾。主治由于先天不足等原因造成肾精不足，导致精液稀薄，精少精弱，检测结果提示精液质量较差，精子数量少，活率低，活力差，畸形率高，但临床无不适。

本方宜每日1剂，至精液常规检测结果提示精液质量提高，精子数量、活率、活力、畸形率等指标基本正常，女方怀孕。

（三）补气生精汤

处方　党参10g，黄芪10g，白术10g，肉苁蓉10g，茯苓20g，陈皮6g，菟丝子10g，淫羊藿10g，炒酸枣仁10g，覆盆子10g，五味子6g，枸杞子20g，桑椹20g，生牡蛎20g。

按语　本方健脾益气，生精益精。方中党参、黄芪、茯苓、白术健脾益气；肉苁蓉、菟丝子、淫羊藿强肾益精；覆盆子、五味子、枸杞子、桑椹、生牡蛎生精；炒酸枣仁安神助眠，以利生精；陈皮制约补药壅滞。主治由于劳倦过度等原因造成脾气不足，性功能障碍，或生精不良，或精少精弱，导致阳痿，精神不振，气短乏力，夜寐不安，胃纳不佳，面色少华，健忘，或检测结果提示精液质量较差，精子数量少，活率低，活力差，畸形率高，舌淡，苔薄白，脉细，属于脾虚者。临证以阳痿、气短乏力、胃纳不佳为辨证要点。

本方宜每日 1 剂，至性功能正常，精液常规检测结果提示精液质量提高，精子数量、活率、活力、畸形率等指标基本正常，女方怀孕。

（四）解郁生精汤

处方　柴胡 10g，郁金 10g，当归 10g，香附 10g，白芍 10g，枸杞子20g，菟丝子 10g，覆盆子 10g，车前子 10g，桑椹 20g，肉苁蓉 10g，陈皮6g。

按语　本方疏肝解郁，生精益精。方中柴胡、郁金、香附、陈皮疏肝解郁；当归、白芍养肝血，以利肝气疏畅；枸杞子、菟丝子、覆盆子、车前子、桑椹生精益精；肉苁蓉温肾壮阳。主治由于情志因素，疏泄失常等原因造成肝郁气滞，性功能障碍，或生精不良，或精少精弱，导致有情志所伤病史，阳痿，情绪抑郁或烦躁易怒，胸脘不适，善太息，胁肋胀闷，食少便溏，或检测结果提示精液质量较差，精子数量少，活率低，活力差，畸形率高，苔薄，脉弦，属于肝郁者。临证以阳痿、情绪抑郁或烦躁易怒、善太息为辨证要点。

本方宜每日 1 剂，至性功能正常，精液常规检测结果提示精液质量提高，精子数量、活率、活力、畸形率等指标基本正常，女方怀孕。

（五）利湿生精汤

处方　玉米须 10g，车前草 10g，栀子 10g，黄芩 10g，荔枝核 10g，草薢10g，藿香 10g，佩兰 10g，萹蓄 20g，薏苡仁 30g，覆盆子 10g，菟丝子 10g。

按语　本方清利湿热，生精益精。方中玉米须、车前草、栀子、黄芩、草薢、萹蓄、薏苡仁清热利湿；藿香、佩兰芳香化湿；覆盆子、菟丝子生精益精；荔枝核缓解少腹坠胀疼痛。主治由于吸烟酗酒，或不良嗜好，或外伤宗筋，或内裤过紧，或药物影响，或电子辐射，或素体肥胖、恣食厚味，或高温热浴，或久坐憋尿等原因造成生精不良，或湿热下注，性功能障碍，或生精不良，或精少精弱，导致阴茎痿软，阴囊湿痒臊臭，下肢酸困，小便黄赤浑浊，排尿不畅，少腹坠胀疼痛，检测结果提示精液质量较差，精子数量少，活率低，活力差，畸形率高，舌红，苔黄腻，脉弦数有力，属于湿热者。临证以阴茎痿软、阴囊湿痒臊臭、小便黄赤浑浊为辨证要点。

本方宜每日 1 剂，至性功能正常，精液常规检测结果提示精液质量提高，精子数量、活率、活力、畸形率等指标基本正常，女方怀孕。

第四章

孕前调理与养胎、固胎、保胎

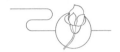

孕前调理是指帮助人类自然受孕，或助力试管婴儿（IVF）胚胎移植。养胎是指护养胎儿，促进发育。固胎是指稳固胎基，预防流产。以上均为中医"未病先防"理念的体现。保胎是指保护胎儿，避免流产。是中医"既病防变"理念的体现。

一、孕前调理

孕前调理是指正常女子在怀孕之前，或针对反复胎停育、生化妊娠、多囊卵巢、甲减者进行调理，以利自然受孕，或助力试管婴儿（IVF）胚胎移植成功。

孕前调理主要针对月经周期基本正常者，但情况不同，如正常女子，或反复胎停育、生化妊娠、甲减、多囊卵巢者，或助力 IVF 胚胎移植，处方略有不同。

方一

处方 当归 10g，川芎 6g，熟地黄 10g，白芍 10g，桃仁 10g，红花 5g，益母草 15g，鸡血藤 15g，桑椹 10g，陈皮 6g，合欢皮 10g，玫瑰花 10g，乌药 10g，艾叶 3g。

按语 本方药性平和，以养血补肾，活血暖宫，调整睡眠，舒缓情绪，旨在提高孕卵质量。方中以桃红四物汤为主，配益母草、鸡血藤活养血活血调经；桑椹补肾养卵；陈皮制约熟地黄之滋腻；合欢皮、玫瑰花疏肝安神；乌药、艾叶暖宫，促进孕育。主要用于正常女子的孕前调理。

本方宜从月经的第 3 天开始每日 1 剂，连续服用 15 剂为 1 个疗程，待月经来潮，经期停用。连续调理 2～3 个疗程为好。第 3 个疗程期间或之后可自然怀孕。

方二

处方　当归20g，川芎6g，熟地黄10g，白芍10g，桃仁10g，红花10g，益母草15g，鸡血藤15g，桑椹20g，覆盆子10g，菟丝子10g，陈皮6g，乌药10g，艾叶20g，桑寄生20g，巴戟天10g。

按语　本方以补血补肾，调理先天，旨在促卵调膜为法，提高孕卵质量。方中桃红四物汤配益母草、鸡血藤活血化瘀；桑椹、覆盆子、菟丝子、巴戟天、桑寄生滋阴补肾，温肾养卵；陈皮制约熟地黄之滋腻；乌药、艾叶暖宫促孕。主要用于反复胎停育、生化妊娠、甲减、多囊卵巢综合征者的孕前调理。

本方宜从月经的第3天开始连续服用20剂为1个疗程，待月经来潮，经期停用。连续调理3~5个疗程为好。在完成第3个疗程之前应避孕，第4个疗程期间或之后可自然怀孕。

方三

处方　当归20g，川芎6g，熟地黄10g，赤芍10g，桃仁10g，红花10g，益母草10g，鸡血藤10g，乌药10g，陈皮6g，艾叶6g，桑寄生15g，大血藤15g，紫河车3g（装胶囊吞服）。

按语　本方以养血活血，暖宫助孕，旨在调整子宫内膜容受性，助力IVF胚胎移植成功。方中桃红四物汤养血活血化瘀；益母草、鸡血藤、大血藤活血化瘀，改善子宫内膜血流；陈皮制约熟地黄之滋腻；乌药、艾叶暖宫促孕；桑寄生补肾保胎；紫河车大补精血，调补子宫内膜。主要用于IVF多次胚胎移植失败，再次移植前的调理。

本方宜在准备移植期间每日1剂，连续服用至移植前一天。

二、孕后养胎

孕后养胎是指针对健康女子在自然怀孕之初，或IVF胚胎移植后的调理。

孕后养胎方

处方 当归 10g，熟地黄 10g，白芍 10g，陈皮 6g，桑椹 10g，桑寄生 20g，覆盆子 10g，菟丝子 10g。

按语 本方补肾养血养胎，其药性平和，可使胚胎先天充足，胎儿正常发育。方中当归、熟地黄、白芍养血养胎；陈皮制约熟地黄之滋腻；桑椹、桑寄生、覆盆子、菟丝子养胎，促进胚胎生长。是正常女子自然受孕，或 IVF 胚胎移植后的常用养胎方。

一经发现怀孕，即可服用（宜早不宜迟），每日 1 剂，连续服用 20 剂。或在 IVF 胚胎移植后每日 1 剂，连续服用 30～40 剂。

三、孕后固胎

孕后固胎是指针对反复胎停育、生化妊娠、甲减、多囊卵巢综合征、宫外孕、既往多次小产或早产、多次人流药流者经调理或自然怀孕，或多次 IVF 胚胎移植失败，孕后较易流产，恐其胎基不固而进行调理。

孕后固胎方

处方 当归 10g，熟地黄 10g，白芍 10g，陈皮 6g，艾叶 9g，桑椹 20g，桑寄生 20g，覆盆子 10g，菟丝子 10g，续断 10g，白术 10g，杜仲 10g。

按语 本方补肾养血，促进稳固胎基，促进胚胎发育。方中当归、熟地黄、白芍养血养胎；陈皮制约熟地黄之滋腻；艾叶、桑寄生、续断、白术、杜仲稳固胎气；桑椹、覆盆子、菟丝子养胎，促进胚胎生长。主要为反复胎停育、生化妊娠、甲减、多囊卵巢、宫外孕、既往多次小产或早产、多次人流药流者经调理后怀孕或自然怀孕，多次 IVF 胚胎移植失败者再次移植而设，以确保胎基稳固，先天充足，胎儿发育正常。

一经发现怀孕，即可每日 1 剂，连续服用 20 剂。多次 IVF 胚胎移植失败者可在再次胚胎移植后每日 1 剂，连续服用 30～40 剂。

四、孕后保胎

孕后保胎是指针对正常女性妊娠或有反复胎停育、反复生化妊娠、甲减、多囊卵巢、多次小产或早产、多次人流药流史，再次怀孕，孕 12 周之前出现早期先兆流产症状进行治疗。

孕后保胎方

处方　当归 10g，熟地黄 10g，白芍 20g，陈皮 6g，艾叶 9g，桑椹 20g，桑寄生 30g，覆盆子 10g，菟丝子 10g，续断 10g，白术 20g，砂仁 6g，茯苓 10g，杜仲 10g，阿胶 3g。

烦热者加黄芩 10g。气虚乏力加党参 20g，黄芪 10g，山药 10g。血虚伴有少量阴道出血加鹿角胶 3g。

按语　本方补肾健脾，养血保胎，以稳固胎基，使胚胎发育正常。方中当归、熟地黄、白芍养血补血安胎；艾叶暖宫止血安胎；桑寄生、续断、白术、砂仁、茯苓、杜仲补肾健脾安胎；桑椹、覆盆子、菟丝子养胎，促进胚胎生长；阿胶补血止血安胎；陈皮理气安胎，且制约熟地黄之滋腻；加黄芩清热安胎；加党参、黄芪、山药益气安胎；加鹿角胶止血安胎。主要治疗孕 12 周之前胎动不安，阵发性小腹隐痛、坠胀或腰背疼痛，阴道不规则少量出血或血性白带，或彩超提示孕囊周围有液性暗区，但宫内胎心搏动，胎儿发育正常，属于先兆流产者。

本方宜每日 1 剂，连续服用至症状消失。

五、孕后和胃

孕后和胃是指针对孕后妊娠反应较重，呕吐不止，食水难进，脘腹不适，乏力纳呆，头重嗜睡，形体迅速消瘦，恐气血亏虚难以养胎者进行治疗。

孕后和胃方

处方 茯苓 10g，白芍 10g，厚朴 6g，陈皮 10g，桑寄生 30g，紫苏梗 10g，竹茹 10g，续断 10g，白术 10g，砂仁 6g，生姜 3g。

有热加黄芩 10g。呕吐较重加紫苏 10g，藿香 10g，佩兰 10g，姜半夏 10g。气虚乏力加党参 10g，山药 10g，太子参 15g。不思饮食加豆蔻 6g。口干加北沙参 10g，麦冬 10g。

按语 本方健脾和胃，降逆止呕。方中茯苓、厚朴、陈皮、紫苏梗、竹茹、生姜健脾和胃，降逆止呕；白芍养血；桑寄生、续断、白术补肾健脾安胎；砂仁醒脾开胃；加黄芩清热止呕安胎；加紫苏、藿香、佩兰、姜半夏和胃止呕；加党参、山药、太子参益气；加豆蔻开胃；加北沙参、麦冬滋养胃阴。主要治疗妊娠呕吐，可有效减轻孕吐症状，确保胚胎先天充足，发育正常。

本方宜每日 1 剂，连续服用 5~7 剂，至症状减轻或消失即可。

第五章

产后病

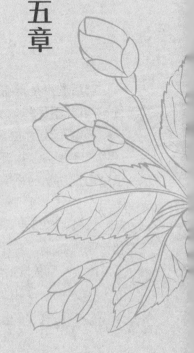

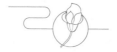

一、产后乳少

产后乳少是指哺乳期间，产妇乳汁甚少或全无，亦称为"缺乳""乳汁不行""乳汁不足"。

杨继军教授主张大力提倡母乳喂养，可使婴儿发育更为健康，母乳喂养可增强免疫力、提升智力、减少婴儿猝死的发生、减少儿童期肥胖、减少罹患过敏性疾病的概率，对健康带来的益处可以延续到成人期。中医认为本病多由产后气血虚弱，无以化乳，或产后肝郁气滞，气机不畅，阻碍乳汁运行，以致产后乳少。临证应详辨虚实，一般乳房柔软、乳汁清稀，多为虚证；乳房胀硬而痛，乳汁浓稠，多为实证。虚证宜补气养血，实证宜疏肝解郁，无论虚实均宜佐以通乳之品。

（一）补血生乳方

处方 人参6g，生黄芪10g，当归20g，麦冬10g，木通10g，桔梗10g，炒白术10g，茯苓10g，山药10g，通草10g，王不留行10g，漏芦10g。

按语 本方补气养血，佐以通乳。方中人参、生黄芪、当归、炒白术、茯苓、山药健脾益气，补气养血；麦冬滋阴增乳；木通、桔梗、通草、王不留行、漏芦通乳。主治由于素体气血虚弱，加之或复因产时失血耗气、或脾胃虚弱等原因造成气血生化不足，导致产后乳少甚或全无，乳汁清稀，乳房柔软，无胀满感，神倦食少，面色无华，舌淡，苔少，脉细弱，属于气血虚弱者。临证以产后乳少、乳汁清稀、乳房柔软、无胀满感、神倦食少为辨证要点。

本方宜每日1剂，至乳量充足。或可服用养血通乳膏（详见"妇科膏方"）至乳量充足。

（二）疏肝通乳方

【处方】　当归10g，川芎10g，天花粉10g，白芍10g，王不留行10g，柴胡6g，青皮10g，漏芦10g，郁金10g，通草10g，白芷10g，炮山甲（代）10g。

【按语】　本方疏肝解郁，活络通乳。方中柴胡、郁金、青皮疏肝解郁；白芍滋养肝血；当归、川芎、天花粉、王不留行、漏芦、通草、白芷、炮山甲活络通乳。主治由于素性抑郁，或产后七情所伤等原因造成气机不畅，导致产后乳汁涩少、浓稠，或乳汁不下，乳房胀硬疼痛，情志抑郁，胸胁胀闷，食欲不振，或身有微热，舌质正常，苔薄黄，脉弦细或弦数，属于肝气郁滞者。临证以产后乳汁涩少浓稠、乳房胀硬疼痛、情志抑郁、胸胁胀闷为辨证要点。

本方宜每日1剂，至乳量充足。或可服用理气通乳膏（详见"妇科膏方"）至乳量充足。

二、产后恶露不尽

产后恶露不尽是指产后恶露持续3周以上，仍淋漓不尽者，又称为"恶露不绝"、"恶露不止"。西医的产后晚期出血可归属本病范畴。

中医认为本病多由产后气虚，冲任失固，血失统摄，或寒凝血瘀或气滞血瘀，瘀阻冲任，新血难安，以致恶露日久不止。临证应详辨虚实，一般恶露量多，色淡质稀，无臭气为气虚；恶露色黯有块为血瘀。虚者补之，瘀者攻之，但恶露以排净为要，故虽有恶露不止，但不可轻用固涩之剂。

（一）补气排恶露方

【处方】　人参6g，黄芪20g，白术10g，陈皮6g，升麻10g，柴胡6g，炙甘草6g，当归10g，阿胶3g，艾叶9g，茜草10g，鸡血藤30g。

【按语】　本方益气摄血。方中人参、黄芪、白术、升麻、柴胡、炙甘草益气摄血；当归、阿胶养血；茜草、鸡血藤化瘀止血；艾叶暖宫止血；陈皮理气，防止补药壅滞。主治由于素体虚弱、产时气随血耗、产后操劳过早等原因造成中气虚陷，导致产后恶露不止，量多色淡，质稀，无臭味，精神倦怠、四肢无力、气短懒言、小腹空坠、面色㿠白、舌淡、苔薄白、脉缓弱，属于脾气虚者。临证以产后恶露量多、色淡质稀、精神倦怠、四肢无力、气短懒言、面色㿠白为辨证要点。

本方宜每日 1 剂，至恶露干净。或可服用补气养血膏（详见"妇科膏方"）加茜草 10g，仙鹤草 10g，鸡血藤 15g 熬制膏方，至恶露干净。

（二）活血排恶露方

处方 当归 10g，川芎 6g，桃仁 10g，炮姜 6g，红花 10g，茜草 10g，三七 1.5g，鸡血藤 30g，地榆 10g，益母草 30g，甘草 9g。

按语 本方活血化瘀，理血归经。方中当归、川芎、桃仁、炮姜、红花、鸡血藤、益母草活血化瘀；茜草、三七、地榆理血归经；甘草和药止痛。主治由于产后胞宫胞脉空虚，寒邪乘虚而入，或七情内伤等原因造成寒凝血瘀，或气滞血瘀，导致产后恶露不止，淋漓量少，色黯有块，小腹疼痛拒按，块下痛减，舌紫黯，或有瘀点，脉弦涩，属于血瘀者。临证以产后恶露淋漓量少、色黯有块、小腹疼痛拒按、块下痛减为辨证要点。

本方宜每日 1 剂，至恶露干净。或可服用促排恶露膏（详见"妇科膏方"），至恶露干净。

三、产后抑郁

产后抑郁是指女性于产褥期出现明显的抑郁症状或典型的抑郁发作，与产后心绪不宁和产后精神病同属产褥期精神综合征。本病是产后由于性激素、社会角色及心理变化所带来的身体、情绪、心理等一系列变化造成，是产后最为常见的、比较特殊的心理疾病。典型患者常在产后 6 周内发病，可持续整个产褥期，甚至数年。部分女性在孕期就显示出抑郁征兆。再次妊娠则有 20%～30% 的复发率。

本病归属于中医"郁证""脏躁"范畴，多由肝失疏泄，不能排解不良情绪，以致肝失疏泄，脾失健运，心失所养，治疗多以理气开郁、调畅气机为法，可酌情配合补益心脾、养心安神、滋养肝肾等。中药治疗产后抑郁尤其在哺乳期更加显示出安全无毒、不影响哺乳的独特优势。

（一）产后疏肝方

处方 柴胡6g，陈皮6g，川芎6g，白芍10g，香附10g，枳壳10g，郁金10g，当归10g，紫苏梗10g，茯苓20g，益母草30g，合欢皮10g。

按语 本方疏肝解郁，理气畅中。方中柴胡、陈皮、香附、枳壳、郁金、紫苏梗疏肝解郁，理气畅中；当归、川芎、白芍滋养肝血肝阴；益母草有利于产后恢复；茯苓、合欢皮安神助眠。主治由于产后本有肝血、肝阴不足，加之情志所伤等原因造成肝气郁结，导致精神抑郁，情绪不宁，善太息，胸部满闷，胁肋胀痛，痛无定处，脘闷嗳气，纳呆，大便不调，苔薄腻，脉弦，属于肝气郁结者。临证以精神抑郁、善太息、胸部满闷、胁肋胀痛、脘闷嗳气为辨证要点。

本方宜每日1剂，至症状消失。或可服用疏肝解郁膏（详见"妇科膏方"）至症状消失。

（二）产后清肝方

处方 柴胡6g，薄荷6g，牡丹皮10g，栀子10g，当归10g，白芍10g，白术10g，茯苓10g，龙胆10g，菊花10g，钩藤10g，白蒺藜10g。

按语 本方疏肝解郁，清肝泻火。方中柴胡、薄荷疏肝解郁；牡丹皮、栀子、菊花、龙胆、钩藤、白蒺藜清肝泻火，清利头目；当归、白芍、白术、茯苓健脾养肝。主治由于情志所伤日久等原因造成肝郁化火，导致性情急躁易怒，胸胁胀满，口苦而干，或头痛、目赤、耳鸣，或嘈杂吞酸，大便秘结，舌质红，苔黄，脉弦数，属于气郁化火者。临证以性情急躁易怒、口苦而干、头痛目赤、或嘈杂吞酸为辨证要点。

本方宜每日1剂，至症状消失。

（三）产后化痰方

处方 厚朴10g，紫苏梗10g，薄荷6g，清半夏10g，茯苓10g，生姜

3g，香附 10g，佛手 10g，苍术 10g，竹茹 10g，瓜蒌 10g，郁金 10g。

按语 本方行气开郁，化痰散结。方中厚朴、郁金、紫苏梗、香附、佛手、薄荷行气开郁；清半夏、茯苓、生姜、苍术、瓜蒌、竹茹化痰散结。主治由于体质素弱，加之情绪因素影响等原因造成肝郁脾虚，痰气郁结，导致精神抑郁，胸部闷塞，胁肋胀满，咽中如有物梗塞，吞之不下，咯之不出，舌质淡红，苔白腻，脉弦滑，属于痰气郁结（梅核气）者。临证以精神抑郁、胸部闷塞、咽中如有物梗塞、吞之不下、咯之不出为辨证要点。

本方宜每日 1 剂，至症状消失。

（四）产后养心方

处方 人参 6g，白术 10g，当归 10g，茯苓 10g，龙眼肉 10g，远志 10g，炒酸枣仁 10g，木香 10g，炙甘草 9g，浮小麦 30g，大枣 10g。

按语 本方健脾养心，补益气血。方中人参、白术、当归、茯苓、龙眼肉、炙甘草、大枣补益气血；远志、炒酸枣仁、浮小麦养心安神；木香防止补药壅滞中焦。主治由于产后抑郁日久等原因造成气血两虚，心神不安，导致多思善疑，神疲头晕，失眠，心悸胆怯，健忘，纳差，面色不华，舌质淡，苔薄白，脉细弱属于心脾两虚者。临证以多思善疑、神疲头晕、失眠、心悸胆怯、面色不华为辨证要点。

本方宜每日 1 剂，至症状消失。

四、产后关节痛

产后关节痛是指女性于产褥期内出现肢体或关节酸楚、疼痛、麻木，关节活动不利，甚者关节肿胀。常见于冬春严寒季节分娩者。又称为"产后身痛"，俗称"产后风"。

本病常在产后突发，归属于中医"痹证"范畴。多由产后营血亏虚，或精血不足，百脉空虚，经脉关节失养，腠理不密，加之当风感寒受湿，邪气乘虚而入，稽留关节，造成肢体酸楚，麻木、疼痛。若能及时治疗，调摄得当，大多可以治愈，预后较好。若失治、误治，日久不愈，正气愈虚，经脉气血瘀阻愈甚，虚实夹杂，可致关节肿胀不消，屈伸不利，僵硬变形，甚则肌肉萎缩，筋脉拘紧，可致痿痹残疾。中医治疗本病需注意，患者产后既有肾精、气血不足的正气虚，也有风寒湿邪的侵袭，故对产后关节疼痛的治疗必须扶正、祛邪并进，扶正则补血补肾，祛邪则祛风散寒除湿。

养血通痹方

处方　当归 20g，白芍 20g，川芎 6g，防风 20g，羌活 10g，独活 10g，秦艽 10g，续断 10g，桑寄生 30g，杜仲 10g，鸡血藤 30g，徐长卿 20g。

按语　本方补血补肾，祛风除湿散寒。方中当归、白芍、续断、桑寄生、杜仲补血补肾；防风、羌活、独活、秦艽、川芎、鸡血藤、徐长卿祛风散寒，除湿止痛。主治由于产后失血过多，或因生产伤动肾气，加之产褥期起居不慎，或居住环境潮湿阴冷等原因造成风寒湿邪气乘虚而入，导致产后全身关节肌肉疼痛，颈肩腰腿疼痛，面色㿠白，舌淡苔薄白，脉细，属于血虚、肾虚、感受风寒湿者。临证以产后全身关节肌肉疼痛、面色㿠白为辨证要点。

本方宜每日 1 剂，至症状消失。或可服用养血通痹膏（详见"妇科膏方"）至症状消失。

五、产后便秘

产后便秘是指产妇产后饮食如常，但大便数日不行或排便时干燥疼痛，难以解出者，或称"产后大便难"。

产后便秘是最常见的产后病之一。中医认为产后血虚伤津，肠道失润，或气虚失运，无力推送，或阴虚火旺，津少失润均可致大便排出困难。治疗产后便秘应以养血益气，滋阴润燥为主，特别忌用苦寒峻攻之品。

养血润便方

处方　当归 20g，玄参 10g，火麻仁 10g，炒莱菔子 10g，木香 10g，肉苁蓉 10g。

气血亏虚者加黄芪 10g，白术 20g。肾精不足者加肉苁蓉 10g。阴虚内热者加生地黄 10g。大便干硬者加郁李仁 10g。

按语　本方养血润便。方中当归、玄参养血益阴；火麻仁、肉苁蓉润燥通便；炒莱菔子、木香理气通降。加黄芪、白术益气通便；加肉苁蓉补肾润便；加生地黄清热益阴润便；加郁李仁润滑肠道。主治由于产后血虚伤阴等原因造成肠道失润，导致产后便秘，大便干结，数日一行，腹胀不适；或大便并不干结，但排出困难，舌淡苔少，脉细无力，属于气血亏虚，津液不足，肠道失润者。临证以产后便秘、大便干结、数日一行、或大便并不干结、但排出困难为辨证要点。

本方宜每日 1 剂，至症状消失。或可服用养血润便膏（详见"妇科膏方"）至症状消失。

六、产后脱发

产后脱发是指女性在产褥期出现脱发，是产后常见的临床症状，也是常见的生理现象。

产后头发稀疏发黄，发质变差，头发细而干燥，直拉易断，并呈广泛性脱发，部分产妇头发可能会脱落原有发量的 1/3。且胎次越多，脱发越严重。

中医认为与产后精血亏虚，不能养发有关，治疗应以养血补肾为主。

养血生发方

处方　桑椹 20g，全当归 20g，制何首乌 10g，黑芝麻 10g，女贞子 10g，墨旱莲 10g。

肾虚者加覆盆子 10g，熟地黄 10g，陈皮 6g。血虚者加党参 10g，阿胶 10g。

按语　本方补肾养血生发。方中桑椹、制何首乌、黑芝麻、女贞子、墨旱莲补肾生发；全当归补血。加覆盆子、熟地黄、陈皮补肾生发；加党参、阿胶益气养发生发。主治由于产后血虚，或情志焦虑，或孕期、产后营养不良，或产后哺乳等原因造成肝肾精血不足，耗伤气血，导致产后脱发，毛发干枯无华，易折易断，皮肤干燥粗糙，舌淡嫩，脉细，属于血虚、肾虚者。临证以毛发干枯无华、易折易断、皮肤干燥粗糙为辨证要点。

本方宜每日 1 剂，至症状消失。或可服用养血生发膏（详见"妇科膏方"）至症状消失。

七、产后康复

产后康复是指在科学、健康理念指导下，帮助女性产后心理和生理变化进行主动的、系统的康复，包括产后或自然流产后及人流、药流后的子宫、卵巢、产道、盆腔、形体、头发、皮肤、性生活的恢复。

产后康复是近年来女性比较关注的话题，与晚婚晚育增多、剖宫产等有密切的关系。杨继军教授认为女性产后 1~3 个月是其心理最脆弱、生理最虚弱的时期，而人流、药流后也是容易留下疾病隐患的非常时期，这段时间的康复关系到终生健康。因此提倡进行中医调理，使身体机能尽快恢复到最佳平衡状态，平稳过渡到正常生活阶段。考虑到产后及人流、药流后容易出现气血亏虚，或肾精不足，或肝气郁结，或瘀血滞留，极易感受外邪等虚实错杂病理状况，因此调理必须全方位兼顾，既扶助正气，又祛除邪气。

产后复原方

【处方】　党参 10g，当归 20g，白芍 20g，艾叶 9g，桑椹 10g，覆盆子 10g，肉苁蓉 10g，益母草 20g，菟丝子 10g，黄精 10g，鸡血藤 10g，玫瑰花 10g。

【按语】　本方补益气血，补益肾精，理气化瘀，美容祛斑。方中党参、当归、白芍补气养血，桑椹、覆盆子、肉苁蓉、菟丝子、黄精补益肾精；益母草、鸡血藤、玫瑰花、艾叶理气化瘀，美容祛斑。用于产后、人流、药流后的复原。

本方宜在产后 1 个月，或人流、药流 1 周后服用。每日 1 剂，连续服用 50~60 天，经期停用。或可服用产后复原膏（详见"妇科膏方"），连续服用 50~60 天，经期停用。

第六章

妇科用药心得

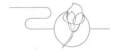

在多年的临床实践中，对中药在妇科领域的应用颇有感触，现将杨继军教授的心得简述如下。

一、补气健脾药

（一）黄芪

黄芪味甘，性微温；归脾、肺经；补气固表，托毒排脓，利尿，生肌；主治气虚乏力、久泻脱肛、自汗、水肿、子宫脱垂、慢性肾炎蛋白尿、糖尿病、疮口久不愈合。

按语 黄芪的药用迄今已有2000多年的历史，为常用中药之一，其补气之功最优，故推为补药之长。药理研究发现，黄芪有极强的增加机体免疫力的作用，能促进人体血液中白细胞增加，显著提高白细胞的吞噬功能。在妇科主要用于气血亏虚时补气血之用，常与四物汤相配，增加补血效能。

（二）党参

党参味甘，性平；归脾、肺经；补中，益气，生津；主治脾胃虚弱，气血两亏所致体倦无力，食少，口渴，久泻，脱肛。

按语 党参是临床最为常用补益药，特点是补气兼能养血。古人云"党参力能补脾养胃，润肺生津，健运中气……其尤可贵者，则健脾运而不燥，滋胃阴而不湿，润肺而不犯寒凉，养血而不偏滋腻，鼓舞清阳，振动中气，而无刚燥之弊"。临床杨继军教授尤喜用党参，意在补气兼能养血，补气而无刚燥之弊。在妇科主要用于治疗气血不足导致的月经不调，月经量少色淡，闭经，崩漏，不孕，子宫脱垂等。

（三）白术

白术味甘、苦，性温；归脾经、胃经；健脾益气，燥湿利水，止汗，安胎；主治脾胃气弱，不思饮食，倦怠少气，虚胀、泄泻，痰饮，水肿，黄疸，湿痹，小便不利，头晕，自汗，胎气不安等。

按语 白术补气作用较弱，健脾祛湿较强，为后天培土之圣药。临床上常用有生白术和炒白术两种。炒白术补气作用比较强，一般用于脾气虚所致的腹胀、便溏、纳差、神疲、肢体乏力等症状；也可用于脾气虚的妊娠女子的安胎；还可用于脾气虚、肺卫不固的自汗，有益卫固表作用。生白术燥湿利水作用比较强，一般可以用于脾气虚所致的便秘，或者是痰饮眩晕、水肿的调理。妇科主要用于治疗脾虚导致的经行水肿，经行腹泻，妊娠水肿，妊娠呕吐，胎动不安，先兆流产，产后自汗。

（四）茯苓

茯苓味甘、淡，性平；归心、肺、脾、肾经。利水渗湿，健脾，宁心；主治水肿尿少，痰饮眩悸，脾虚食少，便溏泄泻，心神不安，惊悸失眠。

按语 古称茯苓为"四时神药"，因其功效广泛，不分四季，能与各种药物配伍，无论寒、温、风、湿诸疾，都能发挥独特功效。在妇科主要用于治疗脾虚导致的经行水肿，经行腹泻，妊娠水肿，妊娠呕吐，以及心神不安、惊悸失眠等，特别对脾虚湿盛的带下，止带效果较好。

二、补血养血药

（一）当归

当归味甘、辛，性温；归肝经、心经、脾经；有补血活血、调经止痛、润燥滑肠功效；主治面色苍白或萎黄，倦怠乏力，唇甲浅淡无华，头晕目眩，心悸失眠等血虚诸证；月经不调，经闭，痛经，崩漏等妇科诸证；癥瘕积聚，虚寒腹痛，肌肉痿软，肌肤麻木，风寒湿痹，肠燥便难，赤痢后重，痈疽疮疡，跌仆损伤等内外科诸证。

按语　当归专能补血，为"补血第一药"，古人称之为"妇科圣药"，有调经补血之功，杨继军教授在妇科领域应用尤其喜用当归。当归通经调经，行血活络止痛，特别适合血虚的调治，治疗月经不调、痛经、血虚或血滞闭经等病证；当归与熟地黄、白芍、川芎配伍，组成四物汤，有调经补血之功；当归与桃仁、红花、熟地黄、白芍、川芎配伍，组成桃红四物汤，有活血化瘀、调经补血之功；当归与生姜、羊肉配伍，组成当归生姜羊肉汤，有养血活血、温阳散寒之效。因当归润燥滑肠，故应用当归时，要注意询问患者大便情况，如大便溏薄则用量宜小。

（二）熟地黄

熟地黄味甘，性微温；归心、肝、肾经；有滋阴补血，益精填髓功效；主治肝肾阴虚所致腰膝酸软，骨蒸潮热，盗汗遗精，内热消渴，血虚萎黄，心悸怔忡，月经不调，崩漏下血，眩晕，耳鸣，须发早白。

按语　熟地黄气味纯厚，能补五脏之真阴，善补肝脏之血。补血以熟地黄为主，与芎、归相配，善治阴血不足，妇科养血调经，孕育保胎，非熟地黄不可。杨继军教授临床使用熟地黄，每以陈皮佐之，以防药性滋腻。

（三）白芍

白芍味苦、酸，性微寒；归肝、脾经；有养血敛阴，柔肝止痛，平抑肝阳功效；主治血虚萎黄，月经不调，自汗，盗汗，胁痛，腹痛，四肢挛痛，头痛眩晕。

按语　白芍长于养血柔肝止痛，是补血养阴调经诸方的常用药物，是桂枝汤、四物汤、逍遥散、芍药甘草汤、芍药汤等方的重要组成。妇科临床常用于治疗月经不调，痛经，经期头痛，不孕等，其清热柔肝、养血敛汗作用，可有效缓解更年期胁痛、心烦易怒、烘热汗出、阴道干涩灼热疼痛等症状。临床应注意炒白芍偏于养血，生白芍偏于平肝。

（四）龙眼肉

龙眼肉味甘，性温；归心、脾经；补益心脾，养血安神；主治气血不足所致的心悸怔忡，健忘失眠，面黄。

按语 龙眼肉能益脾长智，更有补血之力，为心脾要药。在妇科主要用于治疗气血不足导致的心悸怔忡，健忘失眠，月经量少，闭经，崩漏，面色萎黄，尤以治疗血虚失眠为佳。血虚常有失眠，失眠更可加重血虚，二者恶性循环，健康每况愈下，龙眼肉补血安神助眠，使眠好血旺。

三、活血化瘀药

（一）红花

红花味辛，性温；归心、肝经；活血通经，去瘀止痛；主治经闭，癥瘕，难产，死胎，产后恶露不行，瘀血作痛（胸痹心痛、瘀滞腹痛、胸胁刺痛、痛经），疮疡肿痛，跌仆损伤。

按语 红花是一味常用的活血祛瘀调经药，一般认为少用则活血，多用则散瘀，在妇科主要用于治疗经闭，癥瘕，难产，死胎，产后恶露不行，瘀血痛经。本品活血通经，有收缩子宫的作用，孕妇忌服。

（二）川芎

川芎味辛，性温；归肝、胆、心包经；活血行气，祛风止痛；主治月经不调，经闭痛经，癥瘕腹痛，胸胁刺痛，跌仆肿痛，头痛，风湿痹痛。

按语 川芎辛散温通，既能活血，又能行气，是为"血中之气药"，常与当归、芍药、地黄相配，组成四物汤，是妇科常用处方，主治月经不调，经闭痛经，经行头痛，癥瘕腹痛。

（三）桃仁

桃仁味苦、甘，性平。归心、肝、大肠经。活血祛瘀，润肠通便，止咳平喘。主治闭经，痛经，癥瘕，肺痈，肠痈，跌仆损伤，肠燥便秘，咳嗽气喘。

按语 桃仁活血祛瘀作用较广泛，妇科治疗闭经、痛经、癥瘕、产后瘀血腹痛甚为常用。孕妇及便溏者慎用。

（四）益母草

益母草味苦、辛，性微寒；归肝、心包、膀胱经；活血调经，利尿消肿，清热解毒；主治月经不调，痛经经闭，恶露不尽，水肿尿少，疮疡肿毒。

按语 益母草是妇科要药，因其益于妇人故名，是妇科临床应用最广泛的中药之一，从年轻时期的调经止痛、孕育治疗，到产后康复、促排恶露、复原子宫，再到中年的更年期调理，女性的一生都可用益母草护佑。主要治疗月经不调，经期延长，经色紫黯且淋漓不断，痛经，经闭，恶露不尽。

（五）鸡血藤

鸡血藤味苦、甘，性温；归肝、肾经；活血补血，调经止痛，舒筋活络；主治月经不调，痛经，经闭，风湿痹痛，麻木瘫痪，血虚萎黄。

按语 鸡血藤苦而不燥，温而不烈，行血散瘀，性质和缓，调经止痛，又兼补血，凡妇人血瘀及血虚之痛经、经闭等月经病均可应用。杨继军教授常用此药对孕前子宫内膜容受异常进行调理，对产后促进子宫及内膜复原也有较好疗效。

（六）泽兰

泽兰味苦辛，性微温；归脾、肝二经；活血祛瘀，利水消肿，散郁疏肝；主治月经不调，经闭，痛经，产后瘀血腹痛，产后小便不利，疮痈肿毒，水肿腹水。

按语　泽兰清香辛散，能疏肝气而和营血，其性微温，不损脾胃，具有活血通经，祛瘀散结，行而不峻，不伤正气的特点。故凡血脉瘀阻，经行不利，月经不调，经闭，痛经，产后瘀血腹痛，产后小便不利，必用泽兰，是妇科调经要药。

（七）赤芍

赤芍味苦，性微寒；归肝经；清热凉血，散瘀止痛；主治热入营血所致温毒发斑；吐血衄血，目赤肿痛，肝郁胁痛，经闭痛经，癥瘕腹痛，跌仆损伤，痈肿疮疡。

按语　赤芍与牡丹皮功效相近，常相须为用，但牡丹皮清热凉血较佳，既清血分实热，又治阴虚发热；而赤芍只能清血分实热，以活血散瘀见长。赤芍炒后药性偏于缓和，活血止痛而不伤中。妇科常用于肝郁胁痛，瘀滞经闭，痛经，癥瘕腹痛。

中药有赤芍和白芍之分，现代中药药理学认为是截然不同的两种中药材。但从植物学的角度来看，白芍与赤芍同属毛茛科植物，且几乎是同种，可谓原系一家。但白芍、赤芍药效天差地别。白芍味苦、酸，性微寒，归肝、脾经，具有养血敛阴、柔肝止痛、平抑肝阳作用，临床应用偏向于调经，止汗，治疗自汗盗汗，血虚面色苍白，头晕目眩，月经不调。赤芍味苦，性凉，归肝经，具有化瘀止痛、凉血、消肿功效，临床应用更倾向于清热、清肝火，治疗血热出血，各种疼痛，闭经，痛经。一般来说，经后宜用白芍，经前宜用赤芍。

（八）丹参

丹参味苦，性微寒；归心、肝经；活血祛瘀，通经止痛，清心除烦，凉血消痈；主治胸痹心痛，脘腹胁痛，癥瘕积聚，热痹疼痛，心烦不眠，月经不调，痛经经闭，产后恶露不下，疮疡肿痛。

按语　《妇人明理论》曰"一味丹参，功同四物"，其实丹参的补血养血作用相对薄弱，反而其性稍寒，入心肝两经，清心安神除烦作用较好。丹参活血化瘀甚佳，妇科常用于清热凉血化瘀。

四、疏肝理气药

（一）柴胡

柴胡味辛、苦，性微寒；归肝、胆、肺经；和解表里，疏肝解郁，升阳，退热截疟；主治感冒发热，寒热往来，胸胁胀痛，月经不调，子宫脱垂，脱肛。

按语 本药为解热第一要药，亦为疏肝解郁要药。杨继军教授临床常以柴胡、郁金、香附同用，誉为"疏肝解郁三剑客"，用于治疗肝气郁结导致的胸胁胀痛，梅核气，经前乳房胀痛，乳腺增生，月经后期量少色黯，闭经，痛经，更年期综合征，平时或产后抑郁状态（善太息、悲伤易哭），不孕，产后乳少。少量柴胡配合补气药还可治疗中气下陷导致的子宫脱垂。

（二）郁金

郁金味辛、苦，性寒；归肝、心、肺经；活血止痛，行气解郁，清心凉血，利胆退黄；主治胸胁刺痛，胸痹心痛，经闭痛经，乳房胀痛，热病神昏，癫痫发狂，血热吐衄，黄疸尿赤。

按语 郁金为血分气药，理气化瘀，常与柴胡、白芍同用。主要治疗妇科肝气郁结兼有郁热而导致的胸胁胀痛，经前乳房胀痛，乳腺增生，更年期综合征，平时或产后抑郁状态（善太息、悲伤欲哭），不孕，产后乳少；治疗气滞血瘀导致的月经后期，量少色黯，闭经，痛经。

（三）香附

香附味辛、微苦、微甘，性平；归肝、脾、三焦经；有疏肝解郁，理气宽中，调经止痛的功效；主治肝郁气滞，胸胁胀痛，疝气疼痛，乳房胀痛，脾胃气滞，脘腹痞闷，小腹胀满疼痛，月经不调，经闭痛经。

按语 《本草纲目》曰香附乃"气病之总司，妇科之主帅"，是妇科常用中药。临床常配艾叶治寒凝气滞之痛经。香附止呕，并能安神，对肝气郁结导致的妇人心情浮躁、心烦意乱，用之可稳定情绪，安神宁心。

（四）乌药

乌药味辛，性温；归肺、脾、肾、膀胱经；有行气止痛，温肾散寒功效；主治寒凝气滞引起的胸腹胀痛，气逆喘急，膀胱虚冷，遗尿尿频，疝气疼痛，经寒腹痛。

按语　古人云乌药"治一切气，除一切冷"，临床多与香附同用，治妇人寒凝气滞引起的胸腹胀痛，遗尿，尿频，痛经；杨继军教授更喜与鸡血藤同用，理气活血通经，特别针对子宫肌层、内膜不匀质，内膜息肉者有较好治疗作用。

（五）玫瑰花

玫瑰花味甘、微苦，性温；入肝、脾二经；行气解郁，和血散瘀；主治肝胃气滞所致胸膈满闷，胃脘、胁肋、乳房胀痛，乳痈，月经不调，赤白带下，泄泻，痢疾，肿毒，跌打损伤，风痹。

按语　玫瑰花香气最浓，清而不浊，和而不猛，柔肝醒胃，行气活血，宣通壅滞而绝无辛温刚燥之弊，为气分药中最有捷效而药性最为温和者，其美容养颜，消除疲劳，还可减肥。杨继军教授常用于治疗肝气郁结导致的胸胁胀闷，经前乳房胀痛，抑郁状态（善太息、悲伤欲哭）；治疗气滞血瘀导致的月经后期，量少色黯，面部色斑（淡化黄褐斑），乳痈，月经不调，赤白带下。

（六）橘叶

橘叶味苦辛，性平；归肝经；疏肝行气，化痰散结；主治乳痈，乳房结块，胸胁胀痛，肺痈，咳嗽，疝气。

按语　古今方书记载较少，但此药其味苦涩，其气辛香，其性温散，杨继军教授治疗妇女乳病尤其喜用橘叶，治疗乳痈、乳痛、乳腺增生、乳癌用之皆效，不仅疏肝散气，消肿散毒，也是治胁痛、胸膈逆气之药，或捣汁饮，或取渣敷贴，无不应手获效。近年来研究认为，橘叶能够使致癌物质分解，抑制癌细胞的生长。防止有毒物质对于机体的损伤。有利于降低人体的胆固醇，有效预防冠心病、动脉硬化的症状。可以加强毛细血管的弹性。具有降低血压的作用。橘叶还可抑制黑色素的形成，使皮肤保持水分，具有美容养颜、消除色素沉着等作用。

五、清热药

（一）生地黄

生地黄味甘，性寒；归心、肝、肾经；清热凉血，养阴，生津；主治热病舌绛烦渴，阴虚内热，骨蒸劳热，内热消渴，吐血，衄血，发斑发疹。

按语 女子血热，宜用生地黄，专于凉血止血，又善安胎气，通经，止漏崩，多用于女子更年期综合征，能益肾水，治手足心热。

（二）牡丹皮

牡丹皮味苦、辛，性微寒；归心、肝、胃经；清热凉血，活血散瘀，退蒸；主治血热吐衄，发斑，阴虚内热，无汗骨蒸，经闭痛经，跌打损伤，疮疡肿痛，肠痈腹痛。

按语 牡丹皮善清血热，为凉血要药，又有活血散瘀功效，使血流畅而不留瘀，血热清而不妄行。妇科常配栀子清肝泄热，治疗更年期心肝火旺，急躁易怒；配鲜生地黄清热凉血，治疗血热月经量多；配赤芍、桃仁活血散瘀，治疗闭经；配侧柏叶、鲜茅根凉血止血，治疗血热崩漏，出血不止；配生地黄滋肾泻火，治疗阴虚火旺失眠。

六、止血药

（一）茜草

茜草味苦，性寒；归肝经；凉血活血，祛瘀，通经；主治吐血、衄血、崩漏下血、外伤出血、经闭瘀阻、关节痹痛、跌仆肿痛。

按语 茜草止血而不留瘀，是治疗热证出血、经闭腹痛、跌打损伤的常用药，也是妇科要药。一般认为生用行血、炒炭止血，现在认为生用也有止血作用。茜草活血且能凉血，配丹参、赤芍、当归等同用，可增强活血通经作用，治疗瘀血经闭、产后瘀阻腹痛、崩漏下血等，兼热者尤宜。

（二）仙鹤草

仙鹤草味苦、涩，性平；归心、肝经；收敛止血，截疟，止痢，解毒，补虚；主治咯血，吐血，崩漏下血，疟疾，血痢，痈肿疮毒，阴痒带下，脱力劳伤。

按语 仙鹤草能收敛止血，止血作用较好，是临床常用止血药。不仅可以用于身体各部的出血，且无论病情寒、热、虚、实均可用之，既可单独服用，也可与其他止血药同用，如墨旱莲、茜草、侧柏叶、大蓟、小蓟等，妇科常用于崩漏下血。

（三）墨旱莲

墨旱莲味甘酸，性凉；归肝、肾经；凉血，止血，补肾，益阴；主治吐血，咳血，衄血，尿血，便血，血痢，刀伤出血，须发早白，淋浊、带下，阴部湿痒。

按语 墨旱莲可治疗由肝肾阴虚所致的头昏目眩、牙齿松动、腰背酸痛、下肢痿软诸症，尤其适于实热或虚热导致血热妄行的出血，对于妇科的月经量多、崩漏，有很好的止血功效。此外，墨旱莲在中医美容中使用率极高，认为是乌须黑发、生长毛发的要药。

（四）棕榈炭

棕榈炭味苦、涩，性平；归肝、脾、大肠经；收敛止血；主治吐血，衄血，便血，尿血，血崩，外伤出血。

按语 棕榈炭苦涩，收涩止血，又因性平，故无论是血热妄行还是虚寒性出血，皆可用之，尤多用于崩漏或赤白带下；妊娠胎动，下血不止，脐腹疼痛者也可用之，因其性涩，临床应用以无瘀滞者为宜。

七、安神药

（一）柏子仁

柏子仁味甘，性平；归心、肾、大肠经；养心安神，润肠通便，止汗；主治阴血不足所致虚烦失眠，心悸怔忡，肠燥便秘，盗汗。

　按语　柏子仁药性平而不寒不燥，味甘而补，富脂能润，其气清香，能透心肾、益脾胃，滋养阴血，安魂定魄，益智宁神。女子更年期多有阴血不足，以致虚烦失眠盗汗、心悸怔忡不安，女子产后也常阴血不足导致自汗、便秘，柏子仁是养心安神良药，且能止汗、润便，故常用之。

（二）炒酸枣仁

炒酸枣仁味甘，性平；归心、脾、肝、胆经；养肝，宁心，安神，敛汗；主治虚烦不眠，惊悸怔忡，烦渴，虚汗。

　按语　炒酸枣仁是治疗虚烦不眠的要药，并能有效治疗盗汗不止；可有效舒缓心情，改善情绪。前人有"熟用治不眠，生用治好眠"，临床实践认为无论生用、熟用都有镇静催眠作用。妇科常用于治疗心肝血虚导致的女性更年期综合征；治疗心肝血虚导致的失眠，惊悸怔忡。

（三）莲子

莲子味甘、涩，性平；归脾、肾、心经；补脾止泻，止带，益肾涩精，养心安神；主治脾虚泄泻，带下，遗精，心悸失眠。

　按语　莲子养心安神，可调节情绪，放松心情，缓解压力，提高睡眠质量，对中老年人及脑力劳动者有健脑、增强记忆力、提高工作效率的作用，并能预防老年性痴呆。妇科常用于治疗脾气虚导致的经行腹泻，带下清稀量多，治疗心脾两虚导致的失眠。

（四）百合

百合味甘，性寒；归心、肺经；养阴润肺，清心安神；主治阴虚燥咳，劳嗽咳血，虚烦惊悸，失眠多梦，精神恍惚。

按语 生百合性味偏寒，清热力更强，常用于清心除烦，宁心安神，治疗失眠多梦，精神抑郁恍惚等。炙百合药性平和，寒凉之性减弱，常用于润肺止咳。临床常用于治疗女性更年期由阴虚导致的烦躁不安，烦热不眠，精神恍惚，平时或产后善悲易哭（抑郁状态）；平时煮粥羹、泡茶饮可用于女性的养生保健。

（五）淡竹叶

淡竹叶味甘、淡，性寒；归心、肺、胃、膀胱经；清热泻火，除烦，利尿；主治热病烦渴，口疮舌疮，牙龈肿痛，小便赤涩，烦热不寐。

按语 淡竹叶善清心火，凡烦热、小便黄赤、口舌生疮、衄血等心火症状明显者，用此药清解最宜。临床杨继军教授常用于治疗女性更年期烦躁不安，烘热汗出，烦热不眠者疗效颇佳；也用于治疗下焦湿热导致的小便热涩疼痛。

（六）小麦（浮小麦）

小麦为禾本科植物小麦的果实；味甘，性平；归心经；养心安神；主治神志不宁，失眠等症。

浮小麦为禾本科小麦干燥轻浮瘪瘦的果实；味甘，性凉，归心经；止汗，益气，除热；主治自汗，盗汗，骨蒸潮热。

按语 小麦和浮小麦均为食药两用之品，两者同为禾本科植物小麦的种子，但小麦为饱满的果实，其质重，入水下沉；而浮小麦则为干瘪的果实，其质轻，而浮于水面。二者均可入药，但功效却各不相同：小麦入里，益气养心安神，健脾益胃，常配炙甘草、大枣等药，主治脏燥，神志失常，心神不宁，心烦失眠，偏重于除烦安眠；浮小麦行表，除热止汗，多与生地黄、麦冬、地骨皮等药同用，主治心中烦热，虚汗不止，偏重于清热止汗。二药多用于妇科更年期综合征、卵巢早衰、失眠的治疗，小麦多用于躁扰不眠者，浮小麦多用于虚烦汗多者。

八、补肾药

（一）紫河车

紫河车味甘咸，性温；归肺、肝、肾经；益气养血益精；主治虚损、羸瘦、咳血气喘、劳热骨蒸、遗精等症。

按语 紫河车大补精血，杨继军教授常用于治疗肾精不足，精血亏虚导致的子宫发育不全，子宫萎缩，卵巢早衰，功能性子宫出血，不孕，月经后期，量少色淡，闭经者，尤其帮助卵巢早衰者建立正常月经周期及治疗闭经、月经量少，B超提示子宫内膜较薄者有突出的疗效。现代研究：本药含蛋白质、糖、钙、维生素、免疫因子、女性激素、助孕酮、类固醇激素、促性腺激素、促肾上腺皮质激素等，促进乳腺、子宫、阴道、睾丸发育。因药物异味较重，宜装入胶囊吞服。

（二）巴戟天

巴戟天味甘、辛，性微温；归肾、肝经；补肾阳，强筋骨，祛风湿；主治阳痿遗精，宫冷不孕，月经不调，少腹冷痛，风湿痹痛，筋骨痿软。

按语 巴戟天温补肾阳，杨继军教授常用于治疗肾阳不足导致的宫寒不孕（卵巢性不孕及黄体功能不足者），腰膝酸软，崩漏，月经后期，量少色淡，闭经，更年期综合征，卵巢早衰，性冷淡，少腹冷痛（慢性盆腔炎），更年期或产后漏尿；治疗男子肾阳不足导致的阳痿遗精，精少精弱（增加精子数量及活力）。

（三）肉苁蓉

肉苁蓉甘酸咸，温；归肾、大肠经；补肾益精，润燥滑肠；主治男子阳痿，女子不孕，带下，血崩，腰膝冷痛，血枯便秘。

按语　杨继军教授常用肉苁蓉治疗肾精不足导致的宫寒不孕（卵巢性不孕及黄体功能不足者），腰膝酸软，崩漏，带下清稀量多，月经后期，量少色淡，闭经，更年期综合征，卵巢早衰，性冷淡；治疗男子肾精不足导致的阳痿、遗精、精少精弱（增加精子数量及活力）；治疗精血不足导致的便秘，包括产后便秘。

（四）菟丝子

菟丝子味辛、甘，性平；归肝、肾、脾经；补益肝肾，固精缩尿，安胎，明目，止泻；主治肾虚腰痛，阳痿，早泄，尿浊，带下，小便频数；胎动不安，先兆流产；肝肾不足，视物昏花，视力减退，脾虚食少，大便不实。

按语　菟丝子为保胎要药，杨继军教授常用于治疗肾精亏虚导致的不孕（卵巢性），预防胎停育及生化妊娠，腰膝酸软，崩漏，月经后期，闭经，更年期综合征，更年期或产后漏尿，卵巢早衰，性冷淡；治疗肾气不足导致的胎动不安；治疗男子肾精不足导致的阳痿遗精，精少精弱。

（五）桑椹

桑椹味甘、酸，性寒；归心、肝、肾经；滋阴补血，生津润肠，养津止渴，安神补脑；主治肝肾不足，阴血亏虚，津伤内热口渴，肠燥便秘，失眠，性功能减退、耳聋耳鸣，眼花，须发早白，消渴，关节疼痛。

按语　桑椹是食药两用之品，是可以长期服用的养生佳品，也是中医滋阴补血之药，特别适合于女性应用。桑椹既可单独水煮或泡水代茶饮，也可以用鲜品加蜂蜜酿造桑椹酒或做成桑椹膏作为补虚之用。杨继军教授常以之与制何首乌、女贞子、墨旱莲等药相配，乌发效果甚佳（如养血生发膏）；还可与麦冬、生地黄、黑芝麻、火麻仁相配，治疗阴血虚损的肠燥便秘。桑椹多子，外形极似卵巢，根据中医以子补子的理论，在不孕不育领域常用于男性精少精弱、女性卵巢性不孕、卵巢早衰、养胎保胎（针对反复生化妊娠、反复胎停）的治疗。

（六）覆盆子

覆盆子味甘、酸，性温；归肝、肾、膀胱经；益肾固精缩尿，养肝明目。主治遗精滑精，遗尿，尿频，阳痿早泄，目暗昏花。

按语 覆盆子亦是食药两用之品，其健脑益智，美容养颜，抗御衰老和防癌作用尤其突出。覆盆子壮阳兴痿，对于肝肾不足所致的遗精，滑精，阳痿，早泄均有较好的治疗作用，对于小儿、老人、产后的遗尿，尿频，漏尿亦可使用。覆盆子外形多子，根据中医以子补子的理论，在不孕不育领域常用于男性精少精弱，女性卵巢性不孕，卵巢早衰，养胎保胎（针对反复生化妊娠、反复胎停）的治疗。

（七）桑寄生

桑寄生味苦、甘，性平；归肝、肾经；祛风湿，补肝肾，强筋骨，安胎元；主治风湿痹痛，腰膝酸软，筋骨无力，崩漏经多，妊娠漏血，胎动不安，头晕目眩。

按语 桑寄生为补肾补血要药，也为保胎要药。临床常与续断相配治疗肝肾不足导致的腰痛，不孕，崩漏，月经后期，量少色淡，闭经等；也常与杜仲相配治疗肝肾精血亏虚导致的胎动不安，妊娠眩晕（对妊高症有保胎、降血压作用）。

九、温经暖宫药

（一）艾叶

艾叶味辛、苦，性温；归肝、脾、肾经；温经止血，散寒止痛，外用祛湿止痒；主治吐血，衄血，崩漏，月经过多，胎漏下血，少腹冷痛，经寒不调，宫冷不孕。醋艾炭温经止血，用于虚寒性出血。

按语 艾叶理气血、温经脉、逐寒湿、止冷痛，为妇科暖宫要药，著名妇科方药"艾附暖宫丸""胶艾汤"均以艾叶为主要药物。主要治疗崩漏，月经过多，胎漏下血，少腹冷痛，经寒不调，宫冷不孕；外用治疗皮肤，外阴瘙痒；醋艾炭温经止血，用于虚寒性出血。

（二）桂枝

桂枝味辛、甘，性温；归肺、心、膀胱经；发汗解表、散寒止痛、通阳化气；主治风寒感冒，寒凝血滞诸痛症，血寒闭经、痛经，癥瘕，痰饮，蓄水证，心悸。

按语　桂枝用治内外科疾病，使用频率高，疗效佳，不失为一味良药。桂枝有温经通脉作用，在妇科常用于治疗经行风寒感冒，经行水肿，阳虚带下，手足冰冷，闭经痛经，癥瘕，产后关节痛等。临床常与当归、川芎同用通经活血，如温经汤；与牡丹皮、桃仁配伍逐瘀消癥，如桂枝茯苓丸；与当归、芍药、细辛、通草相配温经散寒，养血通脉，如当归四逆汤。

第七章

妇科常用经典名方解析

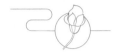

在中医浩如烟海的经典名方中，有许多治疗妇科疾病的经典方对杨继军教授的学术产生了潜移默化的深远影响。杨继军教授在临床虽有自行创制的经验方，但实际上都是受中医传统经典古方的启发，顺应时代的发展、融入当今的认识，加减变化而成。在此，特将其喜用的妇科古方进行解析，明其奥旨，以飨读者。

一、四物汤

四物汤是从张仲景《金匮要略》胶艾汤化裁而来，是补血常用方，也是调经基本方，是诸多妇科古方中的佼佼者。四物汤最早见于晚唐蔺道人著的《仙授理伤续断秘方》，用于外伤瘀血作痛。后来被载于《太平惠民和剂局方》中，首次将四物汤用于妇产科疾病范畴。本方皆补血入肝之品，共四味相类药物配伍，故名"四物汤"。

以后元代、明代、清初的许多医学书籍中均有记载和评说。四物汤被后世称为"妇科第一方""血证立法""调理一切血证是其所长"及"妇女之圣药"等，是中医补血、活血、调经的经典方药。

组成 熟地黄 12g，当归 9g；白芍药 9g，川芎 6g。（按古剂量折算）

用法 上为粗末，水一盏半，煎至七分，空心热服。现代用法：水煎服，用量按原方酌情增减。

功效 补血和血。

主治 营血虚滞，证见心悸失眠，头晕目眩，面色无华，妇人月经不调，量少或经闭不行，脐腹作痛，舌淡，脉细弦或细涩。

方解 方中君药熟地黄甘温味厚而质柔润，长于滋阴养血；臣药当归补血养肝，和血调经；佐药白芍养血柔肝和营；川芎活血行气，调畅气血。地、芍为阴柔之品，皆为血中血药，与辛温活血行气之归、芎（血中气药）相配，则动静结合，补血而不滞血，活血而不伤血，是本方的配伍特点。四物相配，血虚可补，血瘀可行，补中有通，滋阴不腻，温而不燥，阴阳调和，使营血恢复。

阴虚发热及血崩气脱之证，非其所宜。

【按语】四物汤在中医临床中应用已有千年历史，是补血的常用方，也是调经的基本方。宋·《太平惠民和剂局方》将本方首次用于妇人诸疾，所治之证为营血亏虚，血行不畅所致。大凡女性生理、病理特点是易血虚、易血瘀、易月经不调，常互为因果，血虚常引起血瘀，血瘀也会导致血虚，血虚血瘀往往导致月经不调，同样月经不调也是血虚血瘀的常见病因。四物汤是根据女性的生理病理特点而设，具有非常好的补血养血、活血调经的作用，临床应用以心悸头晕、面色无华、舌淡、脉细为辨证要点。

肝为藏血之脏，血虚则肝失所养，无以上荣，故头晕目眩。心主血脉藏神，血虚则无以养心，以致心神不宁，故心悸失眠。营血亏虚，则唇爪失于濡养，故苍白无华。肝血不足，冲任虚损，加之血行不畅，故月经量少，甚者不能应时而下，或前或后，脐腹疼痛。治宜补养营血为主。由于血虚则易滞，故在补血同时结合和血，既可生新，又能防瘀。

四物汤应用最大的特点是随着四味药物的比例不同，功效略有不同。如重用熟地黄、当归，轻用川芎，则是补血良方；如当归、川芎轻用，可以保胎；如重用当归、川芎，轻用白芍，则能治疗月经量少、血瘀型闭经。

四物汤对女性既有很好的药用价值，又有实用的食疗价值，是女性养生、保健的圣药，方中多为温补行血药，既可调经养血、活血止痛，又可养血养颜、养肤养发，抗御衰老，可有效缓解手脚冰冷，使面色红润清透，全身皮肤光滑滋润细腻，毛发光亮柔顺，爪甲坚韧饱满，经血顺畅，减轻痛经，并有助于生育。

历代名医对四物汤皆有论述，对指导临床具有重要的参考价值。如《古方选注》曰："四物汤，物，类也，四者相类而仍各具一性，各建一功，并行不悖，芎归入少阳主升，芍地入阴主降，芎劳郁者达之，当归虚者补之，芍药实者泻之，地黄急者缓之。"《成方便读》曰："一切补气诸方，皆从四君化出；一切补血诸方，又当从此四物而化也。"现代中医学家蒲辅周（1888—1975）先生长期从事临床、教学和科研工作，精于内、妇、儿科，尤擅治热病，经方、时方合宜而施。他在几次传染病大流行时，辨证论治，独辟蹊径，救治了大量危重患者，为丰富、发展中医临床医学做出了宝贵的贡献。《蒲辅周医疗经验》中说："此方为一切血病通用之方。凡血瘀者，俱改白芍为赤芍；血热者，改熟地为生地。川芎量宜小，大约为当归之半，地黄为当归的二倍。"对本方的运用具有指导意义。现代中医学家秦伯未（1901—1970）先生，号谦斋，毕生致力于中医教育和临床实践。执教于北京中医学院业医 50 余年，著述颇丰，为当代中医学术的发展做出了贡献。《谦斋医学讲稿》认为："一般用作养血的用量，熟地、当归较重，白芍次之，川芎又次之；在不用熟地时，白芍的用量又往往重于当归。这是用四物汤平补血虚的大法。"

现代应用　现代常用于治疗月经不调、子宫肌瘤、胎产疾病、产后感染、贫血、神经性头痛、荨麻疹、紫癜、皮肤瘙痒症、变态反应性皮肤病、扁平疣、面部痤疮、黄褐斑、黄斑出血、坐骨神经痛、骨伤科疾病等属营血虚滞者。

按语　近年来应用现代科学方法对四物汤进行大量研究，为临床应用提供了有力证据，拓展了该方的应用范围。如可刺激骨髓造血，纠正贫血；抗辐射，抗放射线损伤；抗血小板聚集，抗血栓形成；抗缺氧，抗自由基损伤；改善高黏血流；调节免疫功能，抗炎，抑制肉芽增殖；调节子宫平滑肌，抑制子宫活动；补充微量元素、磷脂、维生素等。四物汤对神经、内分泌系统有调节保护作用，特别是对下丘脑 - 垂体 - 肾上腺皮质轴有促进、调节作用，对子宫平滑肌的运动有调节及镇痛作用，对月经不调、胎产疾病、荨麻疹等可以使用。四物汤对贫血所致的头晕目眩、心悸、失眠、面色无华等症状有改善作用，临床还可应用于冠心病等心血管疾病的治疗。

　　四物汤问世之后又衍生出无数"子方""孙方"，如桃红四物汤、芩连四物汤、六合汤、艾附暖宫丸、八珍汤、泰山磐石散等。其中温六合汤为四物汤加黄芩、白术，清热凉血，健脾统血，用于气虚血热，月经过多。连附六合汤为四物汤加黄连清热，香附行气，用于气滞血热，月经衍期，色黑不畅。热六合汤为四物汤加黄连、栀子，清热凉血，用于血虚有热，月经妄行，发热心烦，失眠。寒六合汤为四物汤加附子、干姜，温阳散寒，用于血少阳虚有寒，经少色淡，腹痛气短，脉虚。气六合汤为四物汤加厚朴、陈皮，理气开郁，用于气郁经阻，月经不畅，腹胁胀痛。风六合汤为四物汤加秦艽、羌活，祛风散寒，用于血虚生风，头目眩晕，产后关节疼痛。芩连四物汤为四物汤加黄芩、黄连，清心肺之热，用于妇人血分有热，月经先期，月经量多、色紫黑，经前心烦失眠，口舌生疮，痤疮频发者。如此等等，不胜枚举，在治疗内、外、妇科应用广泛，功不可没。

二、四君子汤

四君子汤为补益之剂，出自宋·《太平惠民和剂局方》十卷，此方犹如谦谦君子，温润合宜，如琢如磨，品性中正，不偏不倚，于饮膳之中而见真章，补气健脾和胃，一如修身养性，淡然从容之风，有冲和之德、取中庸之道，本方补气，温而不燥、补而不峻，犹如宽厚平和之君子，故有"四君子汤"之名。

【组成】　人参、白术、茯苓各 9g，炙甘草 6g。（按古剂量折算）

【用法】　上为细末。每服 6g，水一盏，煎至七分，口服，不拘时候。现代用法：水煎服，用量按原方酌情增减。

【功效】　益气健脾。

【主治】　主治脾胃气虚，证见面色萎黄（或萎白），食少便溏，语声低微，气短乏力，舌淡苔白，脉细缓虚弱者。

【方解】　方中人参甘温大补元气、健脾养胃，为君药。白术甘温而兼苦燥之性，甘温补气，苦燥健脾，与人参为伍，益气补脾之力益著，为臣药。茯苓甘淡，健脾渗湿，与白术相伍，前者补中健脾，守而不走，后者渗湿助运，走而不守，二者相辅相成，健脾助运相得益彰，为佐药。炙甘草甘温益气，合人参、白术既可加强益气补中之力，又能调和诸药，为佐使之药。全方配合，共奏益气健脾之功。

【按语】　四君子汤是临床应用最多的补益之剂，能使脾胃之气健旺，运化复常，滋生气血，故为补气治疗脾胃气虚证的基本方，临床应以面色萎黄或萎白、食少便溏、气短乏力为辨证要点。后世补气健脾的诸多方剂，多从本方衍化发展而来，故有"天下补气第一名方"之美称。

四君子汤也是增强男女性功能的经典名方。男性重在补气，本方能抗疲劳，使精力充沛；女性重在补血，本方使脾气足而气血生化有源；老人五脏渐虚，本方能益气健脾，提高防病抗病能力。

实热体质、湿热体质、阴虚火旺者不宜服用。

现代应用　本方现代常用于治疗慢性胃炎、胃及十二指肠溃疡、乙型肝炎、冠心病、妊娠胎动不安、小儿感染后脾虚综合征等辨证属脾胃气虚者，并用于胃癌、食管癌、乳腺癌、肺癌等恶性肿瘤的辅助治疗。

按语　现代研究认为四君子汤有强心镇静、抗癌、降糖、增强免疫力、抗疲劳、恢复体力作用。能调整胃肠功能，增强肠道蠕动，加强肠道排气，还可抑制胃肠推进运动，减轻腹泻、肠炎等。能减少胃液分泌，降低其 pH，有利于胃肠溃疡的愈合。还能提高胃蛋白酶活性，改善消化吸收功能。本方可增强机体免疫功能，单味党参作用最显著，炙甘草为拮抗剂，其拮抗作用与其在配伍中的用量有关（含 1/3 时，拮抗作用明显；含 1/5 或 1/7 时，作用不明显）、促进代谢、增强垂体 - 肾上腺皮质系统功能、抗肿瘤与抗突变、改善微循环、抗血小板聚集、延缓衰老、抗应激反应等作用。本方能促进机体的造血功能，加速红细胞的生成，增加红细胞、血红蛋白、网织红细胞数值。并可促进网织红细胞转化为红细胞。本方能使肝细胞内的肝糖元含量显著增加，因而有利于肝组织的修复。四君子汤通过调整人体的内在因素，包括神经、心脏和内分泌腺而促使血压上升，改善休克。

四君子汤是从《伤寒论》的"理中丸"脱胎而来，两方同用参、术、草益气补脾。但四君子汤将原方秉性燥烈的干姜易为性质平和的茯苓，方药性质随即变化，由驱除大寒变为温补中气之方。四君子汤以人参补气为君，以白术、茯苓相配，侧重于健脾益气，以补气为主，适用于脾胃气虚，运化无力者。理中丸则以干姜、人参、白术、炙甘草相配，并以干姜为君，侧重温中祛寒，温为主，补为辅，温补结合，适用于中焦虚寒的里寒证，运化无力者。

附：四君子汤加减化裁方

1. **异功散**（《小儿药证直诀》）：由四君子汤加陈皮、生姜、大枣而成。益气健脾和胃，行气化滞。主治脾胃气虚兼气滞证，证见饮食减少，大便溏薄，胸满痞闷不舒，或呕吐泄泻者。临床常用于小儿厌食症、婴儿慢性腹泻、慢性萎缩性胃炎、慢性肠炎、慢性胰腺炎、慢性肝炎、慢性支气管炎、月经不调等。

2. **六君子汤**（《妇人良方》）：由四君子汤加半夏、陈皮而成。益气健脾，燥湿化痰止呕。主治脾胃气虚兼痰湿证，证见食少便溏，胸脘痞闷，恶心呕吐，咳嗽痰多稀白，舌淡苔白腻者。临床常用于胃溃疡、十二指肠溃疡，慢性胃炎，胃下垂，胃肠功能紊乱，支气管扩张，慢性萎缩性胃炎，糖尿病，自主神经功能紊乱性肠病，肾性贫血等脾胃气虚、痰阻气滞者。

3. 香砂六君子汤（《医方集解》）： 由四君子汤加木香、砂仁、半夏、陈皮而成。益气健脾，行气化痰止痛。主治脾胃气虚，痰阻气滞证，证见呕吐泄泻，嗳气，不思饮食，脘腹胀痛，消瘦倦怠，或气虚肿满，舌淡苔白腻者。

上三方均由四君子汤加味组成。其中异功散加陈皮行气化滞，较之四君子汤更增行气和胃之功，适宜于脾胃气虚，兼胸脘痞闷等气滞之证；六君子汤在四君子汤基础上重用白术，再加半夏、陈皮以燥湿化痰和胃，适宜于脾胃气虚兼痰湿内阻，肺胃气逆之证；香砂六君子汤乃六君子汤加木香、砂仁而成，长于行气化湿，温中止痛，适宜于脾胃气虚，寒湿气滞，脘腹胀痛之证。

4. 保元汤（《博爱心鉴》）： 由四君子汤去茯苓、白术，加黄芪、肉桂、生姜而成。本方益气温阳，主治虚损劳怯、元气不足证，证见倦怠乏力、少气畏寒者。临床常用于冠心病心绞痛，心律失常，体位性低血压，再生障碍性贫血，白细胞减少症，胃脘痛，慢性肝炎，慢性肾衰竭，慢性阻塞性肺疾病，慢性肾炎等。实验显示该方具有较好的提高免疫功能、促进造血干细胞增殖等功效。

三、桃红四物汤

桃红四物汤见于清·《医宗金鉴·妇科心法要诀》："若血多有块，色紫稠黏，乃内有瘀血，用四物汤（川芎、当归、白芍、熟地黄）加桃仁、红花破之，名桃红四物汤。"桃红四物汤是活血祛瘀的经典名方，是在四物汤补血养血的基础上，加桃仁、红花活血化瘀，使养血不滞血，活血不破血，具有活血化瘀、养血补血的双重功效。

[组成]　熟地黄、当归各 12g，白芍 10g，川芎、桃仁各 6g，红花 5g。（按古剂量折算）

[用法]　水煎服。现代用法：水煎服，用量按原方酌情增减。

[功效]　养血活血逐瘀。

主治 血虚兼血瘀，证见妇女经期超前（或错后），血多（或少）有块，血色黯紫稠黏，行经腹痛，跌仆损伤，瘀血作痛，舌暗，脉涩。

方解 方中君药桃仁、红花破血活血祛瘀；熟地黄、当归滋补肝肾、养血调经；芍药养血和营；川芎活血行气、调畅气血。全方配伍具有补血而不滞血、和血而不伤血的特点，为治疗血病通用之方。

桃红四物汤是著名的活血化瘀之剂，孕妇及血崩者不宜服用。

按语 桃红四物汤以祛瘀为核心，方中四物汤养血调经，加上具有强劲活血作用的桃仁、红花，突出活血化瘀效果。临床应以月经血色黯紫稠黏、舌暗、脉涩为辨证要点。女性或因血虚之证，血行每每不能畅达，易于凝滞成瘀，终成血虚血瘀之证。而瘀血不去则新血不生，故而在四物汤的基础上，加用活血祛瘀药物，使补血而不留瘀，行血而不伤血。

现代应用

现代常用于治疗功能性子宫出血、痛经、女性更年期综合征、冠心病心绞痛、慢性肾小球肾炎、偏头痛、癫痫、糖尿病周围神经病变、血栓闭塞性脉管炎、小儿血小板减少性紫癜、荨麻疹、眼底出血等属血虚兼血瘀证者。

按语 桃红四物汤是经典的活血化瘀剂，血瘀或兼血虚证使用。本方在临床用极其广泛，已经远远超出妇科的应用范围，在内、外、儿、眼、耳鼻喉科均有运用。现代研究证实，桃红四物汤具有抗炎、镇痛、扩张血管、降血脂、改善微循环、抗疲劳、耐缺氧及增加机体非特异性免疫功能的作用。

四、艾附暖宫丸

艾附暖宫丸出于宋·《仁斋直指方论》，亦是由四物汤加减变化之方，是治疗女子虚寒证的良药。

组成 生地黄3g，当归、白芍、川芎、艾叶、香附、吴茱萸、炙黄芪各10g，肉桂1.5g，续断4.5g。（按古剂量折算）

用法 为细末，米醋打糊为丸，如梧子大，每服6g，淡醋汤食送下。忌恼怒、生冷。现代用法：水煎服，用量按原方酌情增减。

功效 理气补血，暖宫调经。

主治 胞宫虚寒，证见月经失调，月经后错，经量少、有血块，痛经，小腹腰膝冷痛喜热，带下清稀，不孕，舌淡，脉沉迟。

方解　方中艾叶、香附暖宫温经散寒；吴茱萸、肉桂温经散寒通脉；当归、川芎、白芍活血祛瘀、养血调经；黄芪、地黄益气滋阴养血；续断活血通经，诸药共奏理气补血、暖宫调经之效。

按语　本方为治疗虚寒型痛经、月经不调、不孕的经典基础方剂。临床应以小腹腰膝冷痛喜热、带下清稀、舌淡、脉沉迟为证治要点。女性体质阴柔，平时应特别注意防寒保暖，尤其是经期、人流后、产后切忌贪凉受寒。但现在诸多青年女性追求时尚，衣着单薄暴露，饮食生冷，极易导致寒邪侵袭，腹背、胞宫受邪，造成痛经或不孕，其中尤以虚寒型痛经最为常见。艾附暖宫丸擅长理气补血、暖宫调经、温经止痛，是治疗虚寒型痛经的最佳选择。

艾附暖宫丸温经养血之力胜于温经汤，临床常用于宫寒血虚之证，但祛瘀力量稍弱。

现代应用　现代常用于治疗妇科带下白淫、闭经、功能性子宫出血、不孕、四肢疼痛，以及内科慢性腹泻、外科肠梗阻等属虚寒型者。

实验研究发现艾附暖宫丸具有镇痛、雌激素样作用。

五、八珍汤

八珍汤处方见于明·《正体类要》，是补气方四君子汤和补血方四物汤的合方，兼二者之功效，为气血双补的典型代表方剂，因八味药物皆为补气养血之珍品，故名"八珍汤"。

组成　熟地黄 15g，人参 3g，当归、白芍、白术、茯苓各 10g，川芎、炙甘草各 6g。（按古剂量折算）

用法　上为粗末，每服 9g，水一盏半，加生姜 5 片，大枣 1 枚，煎至七分，去渣，不拘时，口服。现代用法：水煎服，用量按原方酌情增减。

功效　补益气血。

主治　气血两虚，证见面色苍白或萎黄，头晕耳眩，四肢倦怠，气短懒言，心悸，食少，舌淡苔薄白，脉细弱或虚大无力。

方解　方中人参、熟地黄益气养血；白术、茯苓健脾，助人参益气补脾；当归、白芍养血和营；熟地黄滋养心肝；川芎活血行气，使补而不滞；炙甘草益气和中，调和诸药。益气与养血并重。

> **按语**　八珍汤是四君子汤与四物汤合方，二方各为补气与补血的众方之首。八珍汤益气与养血并重，气血双补，是适于一切因久病失治、病后失调、失血过多而致气血两虚的常用方，妇科尤为多用，临床应以心悸失眠、头晕乏力气短、舌淡、脉细弱无力为辨证要点。

《成方便读》曰："夫人之所赖以生者，气与血耳，而医家之所以补偏救弊者，亦唯血与气耳。故一切补气诸方，皆从四君化出；一切补血诸方，又当从此四物化出也。"《医方考》曰："血气俱虚者，此方主之。人之身，气血而已。气者百骸之父，血者百骸之母，不可使其失养者也。是方也，人参、白术、茯苓、甘草，甘温之品也，所以补气；当归、川芎、芍药、地黄，质润之品也，所以补血。气旺则百骸资之以生，血旺则百骸资之以养。形体既充，则百邪不入，故人乐有药饵焉。"

> **现代应用**　现代常用于治疗病后术后产后虚弱、贫血、迁延性肝炎、神经衰弱、月经不调、习惯性流产、更年期综合征、冠心病心绞痛、低血压、风湿性关节炎等辨证属于气血不足者。

现代研究表明，八珍汤中富含益于人体的多种微量元素、氨基酸、还原糖、磷脂、维生素、叶酸、甘草酸、芍药苷等活性成分，在激发骨髓造血细胞增殖、促进白细胞恢复、调节免疫功能等方面具有明显作用。

> **按语**　八珍汤实为补气补血的经典方剂。近年来研究证实八珍汤具有改善造血功能、改善血液流变性、抗氧化衰老、增强免疫力等作用机制，目前广泛应用于治疗内、外、妇、儿、肿瘤科等多种疾病。

六、八珍益母丸

八珍益母丸处方见于明·《古今医统大全》，是八珍汤加益母草而成。八珍汤是四物汤、四君子汤的合方，药用八味，气血双补，故名八珍汤。由于在气血双补的八珍汤基础上加了一味具有活血化瘀功效的益母草，故名八珍益母，本方补而不滞，补益药、活血药共同作用，不仅增强补气养血功效，同时更有"益母"作用。

> **组成**　熟地黄、益母草各15g，人参3g，当归、白芍、白术、茯苓各

10g，川芎、炙甘草各6g。（按古剂量折算）

用法　和蜜为丸，口服，一次6g，一日2次。现代用法：水煎服，用量按原方酌情增减。

功效　气血双补，活血调经。

主治　气血两虚，兼有血瘀，证见妇女体弱无力，精神不振，月经错后量少，渐至闭经，舌淡暗，脉沉涩。

方解　方用熟地黄、当归、白芍、川芎四物活血调经；用党参、茯苓、白术、甘草四君子益气健脾。两方相合，则气血有调和之益，再合益母草活血行气。诸药共奏补气血、调月经之功。

按语　八珍益母丸中以八珍汤为基础，具有益气与养血并重，气血双补的作用，本方增加了养血活血的益母草，可补新血，不留瘀，调月经，为治疗气血两虚兼有血瘀月经不调的首选方剂。临床应以体弱无力、舌淡暗、脉沉涩为辨证要点。

益母草是妇科要药，因其益于妇人而得名"益母"。益母草味苦辛，性寒，活血通经、利水消肿，是临床应用最广泛的女科要药。现代中医妇科专家刘奉五（1911—1977）先生认为益母草入血分，养血调经，活血化瘀，凡血虚者能养，血瘀者能破，补而不腻。《景岳全书》中记载本方治疗"血气两虚，脾胃并弱，饮食少思，四肢无力，月经不调，或腰酸腹胀，或断或续，赤白带下，身作寒热，罔不获效，服一月之后即可受胎"。

实热者不宜服用。

现代应用　现代常用于治疗妇科闭经、经行身痛、功能性子宫出血、药流和产后恶露不尽等属气血两虚，兼有血瘀者。

近年来实验研究证实本方具有补血，生血，改善微循环，纠正贫血，兴奋全身，调节子宫功能。临床进一步广泛应用于内科冠心病，皮肤科荨麻疹、黄褐斑、鳞状毛囊角化病等。

七、十全大补汤

十全大补汤处方见于宋·《太平惠民和剂局方》，是由四君子汤加四物汤、黄芪、肉桂而成，是治疗男女诸虚不足的经典名方。

组成 人参 3g，肉桂 8g，川芎 5g，熟地黄 15g，茯苓 8g，白术（炒）10g，炙甘草 5g，黄芪 15g，当归 10g，白芍 8g。（按古剂量折算）

用法 上为粗末，每剂 9g，加生姜 3 片，大枣 2 个，水一盏半，煎至八分，去滓温服，不拘时候温服。现代用法：水煎服，用量按原方酌情增减。

功效 温补气血。

主治 气血不足，证见面色苍白，气短心悸、头晕自汗、体倦乏力、四肢不温，虚劳咳嗽，食少遗精，膝踝无力，妇女崩漏，疮疡不敛，舌淡，脉细弱。

方解 方中四君子汤益气补中，健脾养胃；四物汤养血滋阴，补肝益肾；黄芪大补脾肺之气，与四君子同用，增补气之功；又用肉桂补元阳，暖脾胃。诸药合用，共奏温补气血之功。

按语 本方四君、四物补气补血，再加黄芪、肉桂益气温阳，整方药性较八珍汤偏温，凸显温补特色。临床应以体倦乏力、四肢不温、舌淡、脉细弱为辨证要点。

现代应用 现代常用于治疗月经失调、产后身痛、恶性肿瘤放化疗后毒副反应、贫血、骨折术后肢体肿胀、疮疡不敛、肛痈及肛瘘术后切口愈合、雷诺综合征、尿失禁、低血压属气血不足证者。

现代药理研究证实，本方具有显著增强免疫功能，抗炎、抗氧化、抗过敏等作用，快速增加红细胞、血红蛋白，保护骨髓的造血功能，能纠正和减轻术后低蛋白血症和贫血、延缓衰老和抗肿瘤等作用。

八、胶艾汤（芎归胶艾汤）

胶艾汤见于汉·《金匮要略》，本方养血止血、调理冲任作用显著，是治疗妇人下血证的常用方。

组成 川芎 6g，阿胶 9g，甘草 6g，艾叶 9g，当归 9g，芍药 12g，干地黄 12g。（按古剂量折算）

用法 水煎去渣，或加酒适量；入阿胶烊化，温服。现代用法：水煎服，用量按原方酌情增减，阿胶烊化，加入汤剂。

功效 补血止血，调经安胎。

主治　妇人冲任虚损，证见崩漏下血，月经过多，淋漓不止；产后或流产后下血不止，腹中疼痛，舌淡，脉弱。

方解　本方为治疗血虚崩漏，以及安胎的常用方剂，由四物汤加阿胶、艾叶、甘草而成，方中四物汤补血调经、活血调血；阿胶补血、止血，艾叶温经止血，二药又为调经安胎、止崩止漏的要药；甘草配阿胶善于止血；甘草配白芍缓急止痛；加清酒助药力运行，亦防出血日久留瘀。诸药相合，补血止血兼以调经安胎。

按语　中医认为冲为血海，任主胞胎，如冲任虚损致阴血不能内守，则是造成月经病、胎产病的主要原因。治疗当补血止血，调经安胎。临床应以崩漏、月经过多、产后或流产后下血不止、舌淡、脉弱为辨证要点。

《金匮要略》曰："妇人有漏下者，有半产后因续下血都不绝者，有妊娠下血者，假令妊娠腹中痛，为胞阻，胶艾汤主之。"《医方集解》曰："此足太阴、厥阴药也。四物以养其血，阿胶以益其阴，艾叶以补其阳，和以甘草，行以酒势。使血能循经养胎，则无漏下之患矣。"《金匮要略心典》曰："妇人经水淋漓，及胎产前后下血不止者，皆冲任脉虚而阴气不能守也，是唯胶艾汤能补而固之。"

现代应用　现代常用于治疗功能性子宫出血、先兆流产、不全流产、产后子宫复旧不全等出血属于血虚者。

现代研究认为胶艾汤可提升红细胞、白细胞和血小板计数，不仅可以止血养血，同时可以提高机体免疫，预防继发感染。临床除将其广泛应用于月经病、妊娠病、产后病、妇科杂病以外，还应用于肝血不调、虚寒瘀滞的出血性病症或血虚型的杂病。

九、泰山磐石散

泰山磐石散又名安胎散，处方见于明·《古今医统大全》。本方可使胎元稳如泰山，坚如磐石故名，是中医临床常用的安胎经典方剂。

组成　人参 3g，黄芪 3g，白术 1.5g，炙甘草 1.5g，当归 3g，川芎 2.4g，白芍 2.4g，熟地黄 2.4g，续断 3g，糯米一撮、黄芩 3g，砂仁 1.5g。（按古剂量折算）

用法　水一钟半，煎八分，食远服。但觉有孕，三五日常用一服，四月之后方无虑也。现代用法：水煎服，用量按原方酌情增减。

功效　益气健脾，养血安胎。

主治　气血虚弱，胎元不固，证见妊娠胎动不安，流产先兆或习惯性流产，有胎停育史，面色淡白，倦怠少食，舌淡，脉浮滑无力或沉弱者。

方解　本方由四物汤加人参、黄芪、白术、炙甘草、续断、糯米、黄芩、砂仁而成。其中四物汤养血养胎；加白术益气健脾安胎；人参、黄芪助白术益气健脾以固胎元；续断补肾安胎；黄芩清热安胎；砂仁理气安胎，且醒脾气，以防益气补血药滋腻碍胃；糯米补脾养胃以助安胎；炙甘草益气和中调药。诸药相伍，气血两补以保胎元。

按语　中医认为冲为血海，任主胞胎，如冲任气血虚弱，则血虚无以养胎，气虚无力固胎，易致胎动不安，甚至滑胎堕胎。泰山磐石散益气养血，补虚安胎，且补益脾肝肾之药同用，使胎有所养，胞有所系，胎元如泰山之稳固、磐石之坚实，无陨堕之虑。本方是用于治疗妊娠胎动不安之要方，临床应以倦怠乏力、腰酸神疲、舌淡、脉滑无力为辨证要点。

现代应用　现代临床仍主要用于治疗习惯性流产属气血两虚证者。一般从妊娠第 2 个月起，每周服用 2 剂，连服 2~3 个月。

近年来泰山磐石散作为治疗流产的常用方剂，在免疫学和内分泌学方面的研究取得进展，有研究证实本方可有效改善复发性流产患者妊娠早期血清中 HCG、孕酮含量，改善复发性流产患者的临床症状，提高妊娠足月分娩率。

按语　泰山磐石散应从确认妊娠即开始服用，并坚持服用 20 剂以上，对反复胎停、反复生化妊娠、反复流产、早产者越早服用，疗效越好。

十、玫瑰四物汤

玫瑰四物汤处方出处不详，但在中国台湾地区应用广泛。

组成　熟地黄、白芍各 12g，当归、玫瑰花各 10g，川芎 6g，大枣 5 枚。

用法　水煎服，或制成颗粒剂泡水代茶饮。

功效　养血调经，疏肝解郁，活血化瘀，养颜嫩肤，祛痘淡斑。

主治　血虚气滞兼有血瘀，证见胸胁满闷，胃脘胀痛，经前乳房胀痛，赤白带下，月经不调，经血色黯有块，手足怕冷，痛经，痤疮粉刺，面部色斑，肤色黯哑，皮肤粗糙，舌淡暗，脉弦细。

方解 方中以四物汤养血和血调经；玫瑰花疏肝解郁，活血化瘀，养颜嫩肤、祛痘祛斑，和血调经；大枣补中益气、养血安神、缓和药性。诸药共奏养血调经、疏肝健脾、消除色素之功。

按语 玫瑰四物汤长期服用，美容效果甚佳，临床应以经血色黯有块、面部痤疮粉刺色斑、肤色黯哑、舌淡暗、脉弦细为辨证要点。

十一、归脾汤

归脾汤始载于宋·严用和《济生方》，用于治疗思虑过度，劳伤心脾，健忘、怔忡。元·危亦林《世医得效方》增补了治疗脾不统血而致的吐血、下血。明·薛立斋《校注妇人良方》中在原方基础上加入当归、远志，主治心脾气血两虚证，一直沿用至今。清·汪昂《医方集解》更扩充了其使用范围，用治惊悸、盗汗、食少，妇人带下、崩漏等病证。

组成 人参、木香各5g，茯神、白术、黄芪、龙眼肉、炒酸枣仁各10g，当归、远志各3g，炙甘草、生姜各6g，大枣5枚。（按古剂量折算）

用法 水煎服。现代用法：水煎服，用量按原方酌情增减。

功效 补益心脾，补气养血。

主治 心脾两虚，气血不足，脾不统血，证见心悸怔忡，健忘，失眠多梦，头晕目眩，食少便溏，面黄肌瘦，体倦乏力自汗，月经不调，经量少或崩漏，吐血，皮肤紫斑，便血，产后抑郁，舌淡，脉细弱者。

方解 方中以人参、黄芪、白术、甘草大队甘温之品补脾益气以生血，使气旺而血生；当归、龙眼肉甘温补血养心；茯神、炒酸枣仁、远志宁心安神，以助气血滋生；佐以木香，与大量益气健脾药配伍，注重理气醒脾，运化中焦，谨防益气补血药滋腻碍胃。全方灵动，补而不滞，滋而不腻。以姜、枣为引，调和脾胃，以资生化，更能发挥其补益气血、健脾养心之功。

按语 本方配伍特点一是心脾同治，重在补脾，使脾旺则气血生化有源，方名归脾，意在于此；二是气血并补，重在补气，意即气为血之帅，气旺血自生，血足则心有所养；三是补气养血药中佐以木香醒脾，补而不滞；

四是方中配伍宁心安神之品，意在资助气血再生，张璐在《古今名医方论》中认为："此方滋养心脾，鼓动少火，妙以木香条畅诸气。"四是药性温和，不寒不燥，长期服用一般无不良反应。临床应以失眠、体倦乏力、月经不调、经量少或崩漏、舌淡为辨证要点。

在妇科领域用于治疗心脾两虚，脾不统血，证见经期延长，量多色淡，或崩漏不止，舌淡，脉细弱者。

本方实热者不宜。忌食生冷。

现代应用 归脾汤广泛应用于精神神经系统、心血管系统、造血系统、消化系统及妇产科疾病等多科疾病的治疗，如失眠、眩晕、胃及十二指肠溃疡出血、再障、血小板减少性紫癜、缺铁性贫血、慢性疲劳综合征、神经衰弱、心律失常、冠心病、心神经官能症、功能性子宫出血、围绝经期综合征、脑外伤后综合征、戒毒后遗症、白细胞减少症、特发性水肿、视神经萎缩、视疲劳等均易出现心脾两虚征象，根据异病同治理论，凡属于心脾两虚者只要辨证准确，均可用归脾汤进行治疗，且疗效显著。

按语 近年来使用归脾汤治疗抑郁状态属于心脾两虚者确有疗效，不仅能降低抗抑郁西药的毒副作用，提高抗抑郁药物的临床疗效，且能有效缩短抗抑郁药物的使用时间。临床发现抑郁症的中、后期常见心脾两虚证型，归脾汤可在改善抑郁症状的同时，减轻焦虑症状；对治疗伴有自杀意念的抑郁症疗效显著。

归脾汤与补中益气汤同用参、芪、术、草以益气补脾。但归脾汤以补气药配伍养心安神药，意在心脾双补，复二脏生血、统血之职，主治心脾气血两虚之心悸怔忡、健忘失眠、体倦食少，以及脾不统血之便血、崩漏等。而补中益气汤以补气药配伍升阳举陷的升麻、柴胡，意在补气升提，复脾胃升清降浊之能，主治脾胃气虚、气陷之少气懒言、发热及脏器下垂等。

十二、补中益气汤

补中益气汤首见于金元·《内外伤辨惑论》，由著名医家李东垣根据《内经》中"损者益之，劳者温之"的宗旨而创立。本方是在四君子汤基础上加减变化而成，是脾胃学派的代表方剂。

组成 黄芪 15g，当归、白术各 10g，升麻、柴胡、人参各 3g，陈皮、炙甘草各 6g。（按古剂量折算）

用法 上为粗末，都作一服，水三盏，煎至一盏，去渣，早餐后温服。现代用法：水煎服，用量按原方酌情增减。

功效 健脾益气，升提中气。

主治 脾胃气虚，中气下陷，证见少气懒言，脏器脱垂（或脱肛、或子宫脱垂、或胃下垂），妊娠及产后尿潴留，或产后或老年漏尿，胎动不安，月经过多，劳则发热，久泻，久痢，舌淡，脉沉细。

方解 方中黄芪可补中益气，升阳举陷，固表止汗，为君药；人参、白术、炙甘草甘温补中，配合黄芪补气健脾，为臣药；当归养血和营，陈皮调理气机，并理气和胃，使诸药补而不滞，配合，柴胡、升麻，轻清升散以升提下陷之中气，为佐药；炙甘草调和诸药，为使药。

对于阴虚火旺及实热发热之证，非其所宜。

按语 补中益气汤甘温补中，升阳举陷，既是治疗中虚气陷诸症之要方，又为甘温除热之良剂。补气药配伍升阳举陷药，意在补气升提，复脾胃升清降浊之能。脾胃为后天之本，脾胃虚弱则气血生化不足，导致中虚气陷，升举无力。脾气宜升宜健，故治宜益气补脾，升阳举陷。本方充分体现了李东垣治劳倦内伤之法。临床应以体倦乏力、少气懒言、面色㿠白、脉虚软无力为辨证要点。

现代应用 现代常用于治疗内脏下垂（胃下垂、子宫脱垂、脱肛）慢性胃肠炎、慢性菌痢、重症肌无力、妊娠及产后尿潴留、胎动不安、月经过多、眼睑下垂、麻痹性斜视等属于脾胃气虚或中气下陷者。

现代研究证实：本方可通过增强内脏平滑肌张力治疗脏器下垂，可调节胃肠运动、增强消化吸收功能，以及加强胃黏膜屏障，同时可以提高免疫功能、抗疲劳、抗缺氧、强心、抗肿瘤等。

按语 补中益气汤临床应用极为广泛，历代医家运用此方治疗各种疑难杂症取得一定效果。现代中医学家李聪甫（1905—1990）先生认为，无论劳倦内伤，还是虚人外感，皆可应用补中益气之法，他将本方之升麻、柴胡改为桂枝、白芍，名为"护卫益气汤"，用于脾胃虚弱，不能顾护营卫之证。国医大师邓铁涛持"重补脾胃，益气升陷，兼治五脏"理论，以补中益气汤加减治疗重症肌无力，疗效显著。

十三、参苓白术散

参苓白术散出自宋·《太平惠民和剂局方》,其"中和不热,久服养气育神,醒脾悦色,顺正辟邪"。后世奉本方为治疗脾胃气虚泄泻证和"培土生金"法的代表方剂,至今仍被广泛应用。

组成 莲子肉、薏苡仁、砂仁、桔梗各50g,白扁豆75g,茯苓、人参、甘草、白术、山药各100g。(按古剂量折算)

用法 研为细末,每服6g,枣汤调服,小儿视年龄酌减。现代用法:水煎服,用量按原方酌情增减。

功效 益气健脾,补益肺气,渗湿止泻。

主治 脾胃虚弱,证见食少便溏,呕吐腹泻,气短咳嗽,肢倦乏力,形体消瘦,胸脘胀闷,面色萎黄,舌淡苔白,脉细缓者。

方解 方中以四君子平补脾胃之气为主;配以白扁豆、薏苡仁、山药之甘淡,莲子之甘涩,辅助白术,既可健脾,又能渗湿而止泻;加砂仁之辛温芳香醒脾,佐四君更能促中州运化,使上下气机贯通,吐泻可止;桔梗为手太阴肺经引经药,配入本方,如舟楫载药上行,达于上焦以益肺。

按语 本方配伍特点,一是以益气补脾之品配伍渗湿止泻药物,虚实并治;二是伍用桔梗上行入肺,宣通肺气,与诸药配伍而发挥多方面治疗作用;三是用药甘淡平和,补而不滞,利而不峻,久服无不良反应。临床应以食少便溏、面色萎黄为辨证要点。

此外,临床脾胃虚弱兼见肺气虚,久咳痰多者,本方亦颇为相宜,此即培土生金之法。本方药性平和,温而不燥,是治疗脾虚湿盛泄泻的常用方,本方在妇科领域也有应用,常用于脾胃虚弱所致经行泄泻,还可治疗脾胃虚弱之经行先后无定期、月经过多、带下过多、子肿、产后浮肿等。

湿热偏盛、阴虚火旺者忌用。

现代应用 现代临床常用于治疗慢性胃肠炎、良性胃肠息肉、慢性结肠炎、缺铁性贫血、慢性支气管炎、慢性肾炎、自汗、五更泻、糖尿病、妇女带下病、小儿秋季腹泻、复发性口疮、特发性水肿、黄褐斑、病毒性心肌炎等辨证属于脾虚湿盛者。

按语 大量研究表明,参苓白术散可通过修复已损伤的消化道黏膜,增强消化道黏膜的屏障保护作用,达到止泻效果;对胃肠道有双向调节作用,小剂量可起到兴奋作用，反之则具有抑制作用，可明显缓解胃肠道痉挛，通过提高消化道对水钠的吸收，达到止泻效果；还可以明显改善肺功能，减轻肺组织的病理变化，降低炎症因子含量。

十四、七味白术散

七味白术散出自宋·钱乙的《小儿药证直诀》，又名"钱氏七味白术散"。为历代医家治疗小儿腹泻之方。

组成　人参 7g，茯苓、白术、藿香叶各 15g，甘草 3g，木香 6g，葛根15～30g。（按古剂量折算）

用法　上药为粗末，每服 9g，水煎服。现代用法：水煎服，用量按原方酌情增减。

功效　健脾止泻。

主治　脾胃久虚，兼湿浊寒邪中阻，证见呕吐，腹胀腹痛，久泻频作不止者。

方解　本方系四君子汤加味。四君子汤具有健脾益气之功；藿香辛温芳香，化浊祛湿而和中止呕；木香辛苦下气宽中，健脾消食，中宽则上下皆通；葛根入脾、胃、肺经，味甘辛，既可生津止渴、升阳止泻，又与白术、木香等燥湿相济，使脾胃升降复常。诸药合用，补而不滞，健脾益气，和胃生津。

按语　全方补中有泻，寓泻于补，主要针对脾胃气虚而兼湿浊寒邪中阻者。钱乙及历代医家应用此方治疗小儿脾胃虚弱、津液内耗、吐泻频作，在妇科领域也常用治经行泄泻。临床应以呕吐、腹胀、久泻不止为辨证要点。

湿热偏盛、阴虚火旺者忌用。

现代应用　治疗小儿腹泻、小儿厌食症、小儿疳症、慢性消化不良、小儿多尿、遗尿、流涎、肾病水肿、糖尿病、高脂血症、妇女经行泄泻。

按语　现代研究报道，本方能促进双歧杆菌、乳酸菌、酵母菌等有益菌的生长，并提高肠道酶活性，改善肠道微生态。

七味白术散与参苓白术散均有益气健脾、祛湿止泻的作用，但参苓白术散配伍有山药、白扁豆、莲子、薏苡仁等，故补脾祛湿之力较强，兼能涩肠止泻，适宜于脾虚停湿的慢性泄泻及便溏者；七味白术散配伍有藿香、葛根、木香，故偏重醒脾化浊，升阳止泻，适宜于脾虚湿浊中阻泄泻兼食少呕吐者。

十五、逍遥散

逍遥散出自宋·《太平惠民和剂局方》，方名意境取自庄子"逍遥游"。因其疏肝效果绝佳，"消散其气郁，摇动其血郁，皆无伤乎正气也"。药后肝气畅通，心情开朗，烦恼抛诸脑后，身体无拘无束，心灵自由放逸，好似神仙逍遥快活，是调和肝脾的千古名方。

组成 甘草15g，当归、茯苓、芍药、白术、柴胡各30g，煨姜、薄荷少许。(按古剂量折算)

用法 上为粗末，每服6g，水一大盏，烧生姜一块切破，薄荷少许，同煎至七分，去滓热服，不拘时候。现代用法：水煎服，用量按原方酌情增减。

功效 疏肝解郁，养血健脾。

主治 肝郁血虚脾弱，证见两胁作痛，头痛目眩，口燥咽干，神疲食少，或月经不调，乳房胀痛，脉弦而虚者。

方解 方中柴胡疏肝解郁，条达肝气，是为君药。当归甘辛苦温，养血和血，且其味辛散，乃血中气药；白芍酸苦微寒，养血敛阴，柔肝缓急；归、芍同用，补肝体而调肝用，使血和则肝和，血充则肝充，共为臣药。木郁则土衰，肝病易传脾，故以白术、茯苓、甘草健脾益气，实土以御木乘，使营血生化有源，共为佐药。加薄荷少许，疏散郁遏之气，透达肝经郁热；烧生姜降逆温运和中，辛散达郁，亦为佐药。柴胡引药入肝，甘草调和诸药，有襄赞之功，配白芍缓急止痛，兼使药之用。诸药合用，使肝郁得疏，血虚得养，脾弱得复，气血兼顾，肝脾同调，重在治肝，立法周全，组方严谨，吻合女性病理特点，故为调肝健脾养血之名方。

按语 逍遥散是疏肝健脾的代表方，又是妇科调经常用之方，在妇产科领域应用相当广泛，也是杨继军教授特别喜用之方。逍遥散根据女性易血虚、易肝郁的生理病理特点而设，具有非常好的疏肝解郁、养血健脾的作用，临床应以两胁作痛、神疲食少、脉弦而虚为辨证要点。

肝为藏血之脏，性喜条达、恶抑郁，体阴而用阳。若情志不畅，肝木不能条达，则肝体失于柔和，以致肝郁血虚，则两胁作痛，头痛目眩；郁而化火，故口燥咽干；肝木为病易于传脾，脾胃虚弱故神疲食少；肝藏血，主疏泄，肝郁血虚脾弱，在妇女多见月经不调、乳房胀痛。治宜疏肝解郁，养血健脾之法。疏肝解郁，固然是当务之急，而养血柔肝，亦不可偏废。本方特点：既补肝体，又助肝用，气血兼顾，肝脾同治，使肝体得畅，血虚得养，脾虚得补，诸证自愈。

杨继军教授认为应用逍遥散的要点与诀窍主要有如下几方面。

1. 把握病位病机　病在肝脾，肝郁血虚，脾土不和，血虚肝旺，木盛土衰。

2. 掌握证候特点　肝脾同病，气郁血虚，虚多实少。每易夹瘀、夹痰、夹湿。

3. 认准方证要点

（1）关键指征：①肝郁血虚症状，如神疲，情志抑郁不舒，腹痛胁胀，以两乳为甚，休作有时，头晕目眩亦休作有时，月经延迟，量少色黯（肝郁则色黯，血虚甚则量少）。②肝郁乘脾症状，如乏力食少，食后腹满、便溏。③少阳枢机不利症状，如寒热往来。

（2）舌脉：舌淡嫩，苔薄黄或白（气郁新病为薄白苔，气郁日久为薄黄苔），脉弦细或弦大而虚。

4. 注意药物用量　根据杨继军教授经验，柴胡：当归：白芍：白术：茯苓：煨姜：炙甘草应以 3:3:3:3:3:1:1 的比例，薄荷少许为宜。其中（北）柴胡用量宜 10~12g，超过 20g 多用于解热，小于 10g 多用于升阳。白芍用量宜 10~20g，若 30~60g 多用于养血柔筋，夹有瘀血者改用赤芍。薄荷用量宜 5~10g，若 15~20g 多用于辛凉解表。临床根据不同症状，可加减应用。肝郁头痛较甚者加川芎、白芷；肝郁失眠者加合欢皮、炒酸枣仁；肝郁胁下有癥块者加鳖甲、生牡蛎；肝郁气滞较甚者加香附、郁金、陈皮。

王绵之先生（1923—2009）是我国著名的中医学家，是现代中医方剂学的创始人之一，北京中医药大学终身教授，中医方剂学专业博士生导师，国家级重点学科方剂学学术带头人，中华中医药学会顾问，方剂学会名誉主任委员，中央保健委员会会诊专家。杨继军教授就读于北京中医药大学期间，曾跟随王绵之先生临床实习，当时王绵之老讲述逍遥散时的情景至今历历在目。王绵之先生认为，逍遥散具有从三个环节调整脏腑功能的特点，病机既有肝郁，又有血虚，还有脾虚，是先血虚还是先肝郁，是由血虚导致肝郁，还是由肝郁导致血虚，都有可能，三者的关系互相影响，治疗时照顾不到任何一方都是不行的。王绵之先生认为本方当归称为第一君药（与众不同），白芍称为第二君药；臣药是白术和茯苓，健脾利水，要注意白术与茯苓的用量比例，两者用量相平时，侧重的是健脾气、助运化；如果茯苓大于白术，则侧重于利水健脾。

中医学家秦伯未先生（1901—1970）在治疗肝硬化时首推逍遥散作为基本方剂，逍遥散一面养血，一面健中，用柴胡调气主持其间，虽能疏散，但主要还是调养肝脾。

服用逍遥散期间忌食生冷刺激食物。感冒者不宜。

按语

1. 治疗多种妇科病。

（1）月经不调：现代女性由于社会竞争激烈，生活、工作压力大等诸多因素，月经不调的发病率越来越高。肝气郁结所致月经不调，证见月经后期，量少色黯有块，排出不畅，伴有少腹胀痛，乳胀胁痛，精神抑郁，舌正常或稍暗，脉弦涩。治疗可用逍遥散加川芎、桃仁、红花、益母草以疏肝解郁，活血调经。

（2）痛经：痛经是妇科常见病，发病率约50%，多发于月经初潮后2~3年的青春期少女或未生育的年轻妇女，近年来痛经发病率明显增高，就诊率明显增加。常见如功能性痛经，系指生殖器官无明显器质性病变者，容易痊愈。继发性痛经是指生殖器官某些器质性病变，如盆腔子宫内膜异位症、子宫腺肌病、慢性盆腔炎等器质性病变导致的痛经，其病程较长，缠绵难愈。

女性若平素精神抑郁，或忿怒伤肝，肝郁气滞，气滞血瘀，瘀滞冲任，血行不畅，气滞血瘀，"不通则痛"，出现痛经，证见经前或经期小腹胀痛拒按，胸胁、乳房胀痛，经行不畅，经色紫黯有块，块下痛减，舌紫黯，或有瘀点，脉弦或弦涩有力。治疗可用逍遥散加红花、川芎、延胡索、川楝子、艾叶以疏肝行气，祛瘀止痛。

（3）经前期紧张综合征：属中医学"经行情志异常"范畴。若女子素性抑郁，或大怒伤肝，肝气郁结，郁而化热，经前冲气偏盛，冲气挟肝热上逆，上扰心神，且肝郁更甚，气机不畅，遂致情志异常，证见经前或经期烦躁易怒，或抑郁不乐，悲伤欲哭，坐卧不宁，头晕目眩，口苦咽干，胸胁胀满，不思饮食，月经量多，色深红，舌红苔黄，脉弦数。治疗应用加味逍遥散加川楝子、生龙骨、生牡蛎、百合以清肝泄热，解郁安神。

（4）经行乳房痛：是见于青壮年妇女的常见病。西医的经前期紧张综合征、乳痛症（乳腺结构不良症）可归属本病范畴论治。若素有肝气郁结，或忿怒伤肝，疏泄失司，遇经前、经期冲脉气血充盛，郁滞更甚，乳络不畅，遂致乳房胀痛或乳头痒痛，则形成肝郁气滞型经行乳房痛，证见经前乳房胀痛或乳头痒痛，痛甚不可触衣，疼痛拒按，胸胁胀满，烦躁易怒，伴小腹胀痛，经行不畅，色黯红，舌红苔薄，脉弦。治疗用加味逍遥散加川楝子、王不留行、夏枯草、海藻、橘叶、丝瓜络以疏肝理气，通络止痛。

（5）慢性盆腔炎：盆腔炎是女性内生殖器及其周围的结缔组织、盆腔腹膜发生的炎症，可分为急性和慢性两种。中医称为"妇人腹痛"，主要表现为不在行经、妊娠及产后期间发生小腹或少腹疼痛，甚则痛连腰骶。中医对慢性盆腔炎有较好的疗效。若女子平素抑郁，或忿怒过度，肝失条达，气机不利，气滞血瘀，冲任阻滞，胞脉血行不畅，不通则痛，以致腹痛，证见小腹或少腹胀痛，拒按，胸胁、乳房胀痛，脘腹胀满，食欲欠佳，烦躁易怒，时欲太息，舌紫黯或有紫点，脉弦涩。治疗应用逍遥散加延胡索、莪术、牛膝、赤芍、鸡血藤、金刚藤、益母草、路路通、牡丹皮、栀子以行气活血，化瘀止痛。

（6）不孕：女子婚后情志不畅，肝气郁结，疏泄失常，血气不和，冲任不能相资，以致不能摄精成孕，证见多年不孕，月经愆期，量多少不定，经前乳房胀痛，胸胁不舒，小腹胀痛，精神抑郁，或烦躁易怒，舌红，苔薄，脉弦。治疗应用逍遥散加通草、王不留行、青皮、香附、牛膝、川楝子以疏肝解郁，调经助孕。

（7）产后抑郁：是女性最为常见的一种比较特殊的心理疾病。属于中医"郁证""脏躁"范畴。此病由多种因素综合影响而致，中西药结合治疗效果良好，不良反应低，特别在哺乳期应用中药治疗，更加显示出其独特优势。女子产后情志不舒，郁怒伤肝，肝失疏泄，气机郁滞，肝血肝阴不足，脾失健运而致产后抑郁，证见精神抑郁，情绪低落，情绪不宁，多疑多虑，胆小易惊，悲忧善哭，喜怒无常，烦躁不安、易激惹发火，善太息，胸部满闷，胁肋胀痛，痛无定处，脘闷嗳气，纳呆，大便不调，常因精神刺激而诱发。严重时失去生活自理和照顾婴儿的能力，悲观绝望，自伤自杀，舌苔薄腻，脉弦。治疗应用逍遥散合甘麦大枣汤、百合以疏肝解郁，理气畅中。若见脘闷嗳气者加旋覆花、半夏、代赭石；食滞腹胀者加鸡内金、神曲、山楂；腹胀腹痛者加苍术、厚朴、茯苓、乌药；胸胁刺痛者加延胡索、丹参、郁金、红花；躁扰失眠者加炒酸枣仁、柏子仁、茯神。

（8）产后乳少：哺乳期妇女由于平素抑郁，或产后七情所伤，肝失条达，气机不畅，气血失调，以致经脉涩滞，阻碍乳汁运行，而致缺乳，证见产后乳汁涩少，浓稠，或乳汁不下，乳房胀硬疼痛，情志抑郁，胸胁胀闷，食欲不振，或身有微热，夜寐不安，舌质正常，苔薄黄，脉弦细或弦数。治疗应用逍遥散加漏芦、通草、白芷、穿山甲、王不留行、青皮、首乌藤、合欢皮以疏肝解郁，活络通乳，在此使用首乌藤、合欢皮安神，取《黄帝内经》"阳化气，阴成形"之意。

（9）围绝经期综合征：亦称更年期综合征，是指女性卵巢功能逐渐衰退至完全消失的过渡时期，中医称为"经断前后诸证"，又称"经绝前后诸证"。妇女经断前后，天癸渐竭，肾阴不足，阴不维阳，虚阳上越，精血衰少；肝血不足，血海空虚，不能养肝；加之情志不畅，肝失疏泄，肝郁气滞，脾失健运，肝阳、心火亢逆于上，诸多症状参差出现，发作次数和时间无规律性，病程长短不一，短者数月，长者可迁延数年以至十数年不等，证见情志抑郁，精神倦怠，或烦躁易怒，头晕目眩，耳鸣心悸，或悲伤欲哭，多疑多虑，胁痛，乳房胀痛或周身刺痛，口干口苦，喜叹息，烘热面赤汗出，失眠健忘，月经错乱，小腹胀痛，尿短色赤，大便干结，舌红苔薄黄，脉弦细。治疗应用逍遥散酌加牡丹皮、栀子、益母草、山茱萸、浮小麦、淡竹叶、莲子心、百合、川楝子、生地黄疏肝理气，清热养阴。若见口苦躁怒者加黄芩、龙胆草；舌青紫有瘀斑者加桃仁、红花；失眠多梦者加首乌藤、合欢皮、柏子仁；眩晕头痛者加生牡蛎、石决明。

2.其他领域应用

（1）慢性肝炎、肝硬化：研究证明逍遥散有明显的降低谷丙转氨酶、显著消退肝细胞肿胀、保护肝损伤等作用，有抑制脂肪肝发生和纤维增生的作用，常用于慢性肝炎、肝硬化的治疗，收效颇佳。被前人誉为"肝病第一良方"。

（2）消化系统疾病：胆囊炎、胆石症、胃及十二指肠溃疡、慢性胃炎、胃肠神经官能症、肠易激综合征、功能性消化不良。

（3）黄褐斑：逍遥丸疏肝理气，经络调畅，补其虚、调其气、舒其瘀，可滋润肌肤、提亮肤色、淡化色斑、延缓衰老，效果持久、稳定。

（4）抑郁症：研究发现，有关大脑行为与情绪活动与去甲肾上腺素、多巴胺、5-羟色胺的含量有关，而抑郁症患者去甲肾上腺素降低，逍遥散对脑内这些物质有调理作用。

3.**衍生方**　后世衍生出很多以逍遥散为基础方的方剂，加味逍遥散最具代表性。

（1）加味逍遥散（丹栀逍遥散），出自《内科摘要》（详见加味逍遥散）。

（2）黑逍遥散，出自《医略六书·女科指要》，为逍遥散中加地黄，可疏肝健脾，养血调经。主治逍遥散证而血虚较甚者。诸药同用，气血兼顾，肝脾并调，共奏养血疏肝、健脾和中之功。若血虚而有内热者宜加生地黄；血虚无热象者应加熟地黄。

十六、加味逍遥散

加味逍遥散又名"丹栀逍遥散""八味逍遥散"，出自明·薛己的《内科摘要》。因肝郁血虚日久，则生热化火，此时逍遥散已不足以平其火热，故加牡丹皮以清血中之伏火，炒山栀清肝热，并导热下行。

组成　炙甘草 5g，当归、茯苓、芍药、白术、柴胡各 10g，牡丹皮、栀子各 3g，煨姜、薄荷各 6g。（按古剂量折算）

用法　上为粗末，水一盏半，煎至七分，空心热服。现代用法：水煎服，用量按原方酌情增减。

功效　养血健脾，疏肝清热。

主治　肝郁血虚，内有郁热，证见潮热盗汗，烦躁易怒，或自汗盗汗，或头痛目涩，或面颊赤口干，或月经不调，少腹胀痛，或小便涩痛，舌红苔薄黄，脉弦虚弱。

方解　加味逍遥散由逍遥散加栀子泻三焦之火，清内热，导热下行；牡丹皮凉血活血，泻血中伏火，解肌热，故可用于治疗肝郁化火之证，此加味逍遥散之义也。

按语　逍遥散在后世的发展中，加味逍遥散在临床上最为常用。本方常用于治疗围绝经期综合征、经前期紧张综合征、产后乳汁自出、月经不调、月经量多、崩漏，妊娠期、产后出血及经期吐衄等属于肝郁血虚有热者，临床应以情志抑郁、烦躁易怒、便秘尿黄、舌红苔薄黄、脉弦数为辨证要点。肝郁气滞较重者加香附、郁金、陈皮疏肝解郁；血虚重者加熟地黄养血。应用中柴胡、薄荷用量要轻，尤其是柴胡，一定要少于当归、芍药用量，否则升散太过，容易耗伤阴液。

当代名医邓来送教授认为丹栀逍遥散全方药性不寒不热，不散不敛，为调肝理脾健胃良剂，不仅善治妇科肝脾失和的多种疾病，也可治男科肝郁气滞、脾失健运之证。

感冒期间不宜服用加味逍遥散。

[现代应用] 现代临床主要用于治疗消化性溃疡、肠易激综合征、慢性萎缩性胃炎、功能性消化不良、慢性溃疡性结肠炎、慢性乙型肝炎、肝纤维化、非酒精性脂肪肝、胆囊炎、高脂血症、脑血管性头晕、抑郁症、失眠、心脏神经官能症、经行头痛、紧张性头痛、女性特发性水肿、纤维肌痛、纤维肌病综合征等。

十七、柴胡疏肝散

柴胡疏肝散出自明·张介宾的《景岳全书》，有疏肝解郁、调畅气机之效，"若外邪未解而兼气逆胁痛者，宜本方主之"。

[组成] 陈皮、柴胡各 6g，香附、川芎、枳壳、芍药各 4.5g，甘草 1.5g。（按古剂量折算）

[用法] 水煎，食前服。现代用法：水煎服，用量按原方酌情增减。

[功效] 疏肝解郁，行气止痛。

[主治] 肝气郁滞，证见胁肋疼痛，胸闷善太息，情志抑郁或易怒，或嗳气，脘腹胀满，脉弦者。

[方解] 方中柴胡苦辛而入肝胆，功擅调达肝气而疏郁结，为君药。香附微苦辛平，入肝经，长于疏肝行气止痛，川芎味辛气温，入肝胆经，能行气活血、开郁止痛，二药共助柴胡疏肝解郁，且有行气止痛之功，同为臣药。木郁则土壅，故配伍陈皮理气行滞而健脾和胃，醋炒以入肝行气；枳壳行气疏壅，宽胸除胀；肝为刚脏，以柔和为贵，故配伍芍药养血柔肝，缓急止痛，与柴胡相伍，养肝之体，利肝之用，且防诸辛香之品耗伤气血，俱为佐药。甘草调和药性，与白芍相合，则增缓急止痛之功，为佐使之药。全方以辛散疏肝为主，辅以敛阴柔肝，气血兼顾，肝脾同调，共奏疏肝解郁、行气止痛之功。

按语 柴胡疏肝散疏肝解郁，为治疗肝气郁结证的代表方，临床应以情志抑郁、脘腹胀满、胁肋疼痛为辨证要点。可治疗妇科经行乳房胀痛，胁肋疼痛，胸闷善太息，情志抑郁易怒，脉弦者。若乳房胀硬者，结节成块者，加夏枯草、王不留行通络散结；脘闷嗳气者加旋覆花、半夏、代赭石；食滞腹胀者加鸡内金、神曲、麦芽、山楂；腹胀腹痛腹泻者加苍术、厚朴、茯苓、乌药；胸胁刺痛，舌有瘀点者加当归、丹参、郁金、红花。

中医学家朱小南（1901—1974）用本方治疗经行发热，认为经行发热内伤居多，属于肝热者多见，因为即将临经，防止动血，故将川芎改为当归。胸闷者加苍术、青皮、厚朴；热象甚者加黄芩、青蒿。

本方药性芳香辛燥，不宜久煎；易耗气伤阴，不宜久服，且孕妇慎用。

现代应用 目前临床中常用于治疗乳腺增生症、月经不调、月经后期、经前期综合征、不孕症、围绝经期综合征、失眠、紧张型头痛、抑郁症、肝炎、胃食管反流病、慢性浅表性胃炎、功能性消化不良、肋间神经痛等证属肝郁气滞者，从少阳枢机论治，均具有较好疗效。

按语 柴胡疏肝散实为四逆散（出自《伤寒论》）的变方，二方均有疏肝理气作用。但四逆散由柴胡、枳实、甘草各6g，芍药9g组方，四药配伍，侧重于调理肝脾气机；而柴胡疏肝散重用柴胡，轻用甘草，易枳实为枳壳，加入调气活血之香附、陈皮、川芎，行气活血止痛之力较强。

越鞠丸（出自《丹溪心法》）也有行气解郁之功效，以香附、川芎、苍术、神曲、栀子各6g组方，主以行气，辅佐以活血、清热、燥湿、消食等，重在调气行滞及分解诸郁，主治气、血、痰、火、湿、食六郁证，临床可用于治疗妇女痛经、月经不调等证属气血湿食郁滞者。

逍遥散与柴胡疏肝散同属方剂学中和解之剂，又同归于调和肝脾方，两方相似，但其实用药有所差异。逍遥散疏主治肝郁脾虚血虚，属于虚实夹杂证，疏肝之中又有健脾养血。柴胡疏肝散主治肝气郁滞血瘀，属于纯实证，疏肝之中，侧重止痛。

十八、少腹逐瘀汤

少腹逐瘀汤是清·王清任《医林改错》中五逐瘀汤之一。本方取《金匮要略》温经汤之意，合失笑散化裁而成。

组成 小茴香 1.5g，干姜、肉桂、延胡索各 3g，没药、川芎、赤芍、五灵脂各 6g，当归、蒲黄各 9g。（按古剂量折算）

用法 水煎服。现代用法：水煎服，用量按原方酌情增减。

功效 活血化瘀，温通血脉止痛。

主治 寒凝血瘀，证见少腹积块疼痛或不痛，或少腹胀满疼痛，或经期腰酸，少腹胀痛，或月经提前，或经期延长，色紫黑或有血块，或崩漏兼少腹疼痛，久不受孕，舌暗苔白，脉沉弦而涩者。

方解 方中小茴香、肉桂、干姜理气活血，温通血脉，为君药。蒲黄、五灵脂、延胡索、没药活血化瘀止痛，为臣。当归、川芎、赤芍行瘀活血，是为佐使。全方活血化瘀、温通血脉。

按语 少腹逐瘀汤是妇科治疗寒凝血瘀的经典基础方，临床应以少腹积块疼痛、经色黑紫、或有瘀块为辨证要点。若见少腹疼痛拒按者加三棱、姜黄；少腹胀甚者加木香、莪术、青皮；虚寒较重者增干姜、小茴香、肉桂用量；带下清稀者加山药、车前子；崩漏者加三七、茜草。若婚久不孕，胞络瘀阻，临床诊断为输卵管阻塞者加王不留行、透骨草。

国医大师邓铁涛教授治疗月经不调、调经、慢性盆腔炎、输卵管不通所致不孕时，常用少腹逐瘀汤加祛痰散结之品。国医大师颜德馨教授也喜用少腹逐瘀汤加紫石英治疗输卵管不通，屡用屡验。

本方活血祛瘀药较多，孕妇忌用。服药期间忌食生冷。

现代应用 本方可治疗不孕症、痛经、崩漏、慢性盆腔炎、子宫肌瘤、卵巢囊肿、子宫内膜异位等辨证属寒凝血瘀者。除治疗妇科病症外，还常用于治疗男性阳痿、遗精、受寒后阴茎内缩、精液不液化、不育症、肠粘连、肠套叠、肠梗阻等。

按语 清·王清任五逐瘀汤包含了血府逐瘀汤、通窍活血汤、膈下逐瘀汤、少腹逐瘀汤、身痛逐瘀汤，均有活血祛瘀止痛作用，五逐瘀汤均含川芎、桃仁、红花、当归、赤芍等药。其中血府逐瘀汤擅长宣通胸胁气滞，主治胸中瘀血证；通窍活血汤偏于辛香通窍，主治瘀阻头面证；膈下逐瘀汤善行气止痛，主治瘀阻膈下及肝郁气滞证；少腹逐瘀汤长于温经止痛，主治少腹寒凝血瘀证；身痛逐瘀汤长于宣痹通络止痛，主治瘀阻经络的身痛证。

十九、生化汤

生化汤出自清·傅山《傅青主女科》，清·唐容川认为"（其）血瘀可化之，则所以生之，产后多用"，故名生化汤。

组成　全当归24g，川芎9g，桃仁6g，炮姜、炙甘草各3g。（按古剂量折算）

用法　黄酒、童便各半煎服。现代用法：水煎服，或酌加黄酒同煎。用量按原方酌情增减。

功效　活血化瘀，温经止痛。

主治　血虚受寒，证见产后恶露不行，小腹冷痛。

方解　方中全当归辛甘而温，补血活血，化瘀生新，行滞止痛，重用为君药。川芎活血行气，桃仁活血祛瘀，二者协助君药以活血祛瘀止痛，均为臣药。炮姜入血分，温经散寒止痛；黄酒温通血脉，以助药力，加入童便，取其益阳化瘀，并有引败血下行之效，共为佐药。炙甘草和中缓急，调和诸药，为使药。全方养血化瘀，温经止痛，畅行恶露。

按语　生化汤养血祛瘀，温经止痛。主治妇人产后血虚，寒邪乘虚而入，寒凝血瘀之证。临床应以产后感寒、恶露不下或淋漓不畅日久为辨证要点。本方最好在产后、人流、药流后2周内服用，越早使用效果越好。若见恶露已行而腹微痛者减去桃仁；瘀滞较甚，腹痛较剧者，加蒲黄、延胡索、益母草；若小腹冷痛甚者加肉桂；气滞明显加木香、香附、乌药；人流或产后胎盘残留者加益母草、红花；人流、药流后出血不止者加益母草、牛膝、茜草。

生化汤为妇人产后常用方，在我国很多地方民间习惯作为产后必服之剂，虽属有益，但应以产后血虚瘀滞偏寒者为宜。

产后血热而有瘀滞者不宜使用。若产后血热而有瘀滞者，则非本方所宜；若恶露过多、出血不止，甚则汗出气短，神疲者禁用。忌食生冷。

现代应用　本方现代常用于产后或人流药流后胎盘残留、人流及引产后阴道不规则出血、产后子宫复旧不良、产后尿潴留、产后缺乳、产后发热、产后自汗、产后宫缩疼痛等。

按语　现代研究显示，生化汤可增强子宫平滑肌收缩，与缩宫素有相似的药理作用，其收缩作用强于缩宫素，且引起的宫缩富有节律性而非强直性，药效温和持久。生化汤还具有良好的抗血栓形成、促进微循环、抗贫血、抗炎及镇痛作用。

二十、失笑散

失笑散出自北宋·唐慎微《证类本草》卷二十二引《近效方》，可用于治疗瘀血所致的多种疼痛。李时珍曰"失笑散，不独治妇人心痛腹痛，凡男女老幼，一切心腹、胁肋、少腹痛、疝气并治。胎前产后，血气作痛，及血崩经溢，百药不效者，俱能奏功，屡用屡验，真近世神方也"。

组成　五灵脂、蒲黄各等分。

用法　先用酽醋调6g，熬成膏，入水一盏，煎七分，食前热服。现代将药共为细末，每服6g，用黄酒或醋冲服。现代用法：水煎服，用量按原方酌情增减。

功效　活血化瘀，散结止痛。

主治　瘀血停滞，证见心腹剧痛，或产后恶露不行，月经不调，少腹急痛。

方解　方中五灵脂、蒲黄相须为用，通利血脉，祛瘀止痛。用醋或黄酒冲服，取其活血脉，行药力，化瘀血，以加强活血止痛作用。本方药性平和，合用共奏祛瘀止痛、推陈致新之功。

按语　失笑散是治疗瘀血所致多种疼痛的基础方。临床应以心腹剧痛、少腹急痛为辨证要点。用于妇科常治疗瘀血所致的月经量多，色紫黯，有血块，舌紫黯或有瘀点，脉涩者。其他一切瘀血积滞作痛，如胃痛、腹痛、痛经均可应用，尤以肝经血瘀为宜。本方着重活血祛瘀，行气之力不足，可酌加行气止痛之品，常配合金铃子散（川楝子、延胡索）同时使用；若瘀血甚者加当归、赤芍、川芎、桃仁、红花、丹参；兼见血虚者合四物汤同用；疼痛较剧者加乳香、没药；兼寒者加炮姜、艾叶、小茴香。

脾胃虚弱者及妇女月经期慎用。孕妇忌用本方。方中含有五灵脂，不能与人参及含有人参的制剂同用。

现代应用　现代常用于治疗痛经、冠心病心绞痛、肋软骨炎、高脂血症、宫外孕、慢性胃炎、腹痛、消化性溃疡、胆石症、肾绞痛等辨证属于瘀血停滞者。

按语　失笑散和生化汤均有化瘀止痛之功，治疗瘀血所致产后恶露不行。失笑散药简力专，功擅祛瘀定痛，适用于瘀血内阻所致心胸脘腹作痛，或产后恶露不行者；生化汤化瘀生新，适宜于血虚受寒，瘀阻胞宫所致产后恶露不行，小腹冷痛。

二十一、温经汤

温经汤出自东汉·张仲景《金匮要略》。温经汤是治疗血虚寒凝的妇科圣方。主要用于冲任虚寒而有瘀滞的月经不调、痛经、崩漏等，故名"温经"。

组成　吴茱萸、麦冬各9g，当归、白芍、川芎、桂枝、阿胶、牡丹皮、生姜、甘草、半夏、人参各6g。（按古剂量折算）

用法　以水一斗，煮取三升，分温三服。现代用法：水煎服，用量按原方酌情增减。

功效　温经散寒，祛瘀养血。

主治　冲任虚寒，瘀血阻滞，证见漏下不止，月经不调，或前或后，或逾期不止，或一月再行，或经停不至，或经来有块，伴有傍晚发热，手心烦热，唇口干燥，少腹冷痛，腹满，妇人久不受孕，舌质暗红，脉细而涩者。

方解　方中吴茱萸辛苦而热，入肝经，温肝散寒，疏肝止痛；桂枝辛甘而温，温通血脉。二药配伍以加强温经散寒、温通血脉之力，共为君药。当归、川芎为血中气药，疏通气血以止痛；白芍养血柔肝，缓急止痛；阿胶养血止血，滋阴润燥；牡丹皮，助活血散瘀，又清血分虚热；麦冬，养阴清热，共为臣药。冲任与足阳明胃经于气街相合，半夏通降胃气而散结，以助冲任之气血运行，有助于祛瘀调经；生姜既助半夏通降胃气以散结，又制约半夏之毒；人参、甘草益气健脾，以资气血生化之源，脾气旺则能生血、摄血，俱为佐药。甘草调和药性，兼作使药。诸药合用，使瘀血去除，新血滋生，既散寒凝，又清虚热，使经脉畅通。

按语　温经汤是清补消并用之方，但以温经补养为主，化瘀为辅，温而不燥，刚柔相济，是妇科调经常用方。临床应以月经不调、小腹冷痛、傍晚发热、舌黯红为辨证要点。

值得注意的是，古典医籍中记载的温经汤用药多有不同，宋·陈自明《妇人大全良方》中记载的温经汤由当归、川芎、芍药、桂心、牡丹皮、莪术各3g，人参、甘草、牛膝各6g组成，功效温经补虚，化瘀止痛，主治血海虚寒，血气凝滞之月经不调，脐腹作痛，脉沉紧者。与《金匮要略》温经汤组方、功效略有差异。综观《金匮要略》和《妇人大全良方》的温经汤都有温经散寒、祛瘀养血之功，治疗血海虚寒，瘀血阻滞之证。然《金匮要略》温经汤配伍吴茱萸、生姜、阿胶、麦冬、白芍等，以温经散寒养血之功见长；而《妇人大全良方》温经汤，配以莪术、牛膝，故活血祛瘀止痛之效为强。此外，具有温经散寒、祛瘀养血功能的方剂还有艾附暖宫丸，方中有吴茱萸、官桂、川椒、艾叶、香附等大队温散药，故艾附暖宫丸温经散寒效力最强，宜用于寒凝程度较重者。

中医妇科名家夏桂成主任医师认为，《金匮要略》温经汤虽有化瘀之功，但实际上以温补气血，解除冲热、虚寒为前提，方名温经，其义自明，用于治疗崩漏、不孕，均需建立在冲任虚寒夹有血瘀的基础上。更年期崩漏，虽阴虚血热证多见，但处于更年衰退状态，亦同样适用。

本方实热或无瘀血者忌用。忌食生冷。

现代应用 主要用于功能失调性子宫出血、围绝经期综合征、痛经、不孕症、月经不调等属冲任虚寒，瘀血阻滞者；本方加减后还可用于治疗慢性盆腔炎、子宫肌瘤等。

按语 现代研究发现温经汤可以有效改善因血液流动性和黏性异常而引起的血瘀证；有改善微循环、镇痛、促进排卵及提高免疫力等作用；可以通过激活机体抗氧化能力缓解机体氧化损伤状态；可以双向调节促黄体生成素和促卵泡生成素，为临床应用提供理论依据。

二十二、六味地黄丸

六味地黄丸出自宋·钱乙的《小儿药证直诀》，原本用于治疗小儿发育五迟（即立迟、行迟、齿迟、语迟、发迟），后人多用于滋补肾阴，是治疗肾阴虚的代表方，也是补阴方药中的祖方。

组成 熟地黄24g，山萸肉、山药各12g，泽泻、牡丹皮、茯苓各9g。

（按古剂量折算）

用法　上为末，炼蜜为丸，如梧桐子大，空心温水化服。现代用法：蜜丸，每服 9g，日 2～3 次；也可水煎服，用量按原方酌情增减。

功效　填精滋阴补肾。

主治　肾阴精不足，证见腰膝酸软，头晕目眩，视物昏花，耳鸣耳聋，盗汗，遗精，消渴，骨蒸潮热，手足心热，舌燥咽痛，牙齿动摇，足跟作痛，以及小儿囟门不合，舌红少苔，脉沉细数者。

方解　方中重用熟地黄填精益髓，滋补阴精，为君药。山茱肉补肾养肝，并能涩精；山药双补脾肾，既补脾以助后天生化之源为臣，君臣相伍，补肾为主，兼顾肝脾，即所谓"三阴并补"。凡补肾精之法，必当泻其"浊"，方可存其"清"，而使阴精得补。且肾为水火之宅，阴虚则火动水泛，肾浊不行，故佐以泽泻泄浊，并防熟地黄之滋腻；牡丹皮清泄相火，并制山茱肉之温涩；茯苓健脾渗湿，配山药补脾而助健运，此三药合用，即所谓"三泻"，泻湿浊而降相火。全方六药相合，补泻兼施，以补为主，三阴并补，以肾为要，泻浊有利生精，降火有利养阴，诸药滋补肾之阴精而降相火。

按语　本方为补肾填精的基础方，也是"三补""三泻"法之代表方。临床应以腰膝酸软、头晕昏花、手足心热、舌红少苔为辨证要点。妇科诸多疾病与肾虚有关，尤其是肾阴虚多见，因此围绝经期综合征、卵巢早衰、卵巢性不孕、无排卵性功能失调性子宫出血、性冷淡凡属肾阴虚者均以本方为主进行治疗。

国医大师班秀文教授认为女科用药亦宗补肾之法，应用六味地黄汤治疗妇科疑难杂症，用治崩漏、黑带、产后目痛、合房气喘、腹痛等，皆收良效。

脾虚食少及便溏者慎用。阴盛阳衰，手足厥冷，感冒头痛，高热，寒热往来者不宜。夏季暑热湿气较重时宜少服用。

现代应用　常用于治疗慢性肾炎、高血压、糖尿病、肺结核、肾结核、甲状腺功能亢进、视神经炎、中心性视网膜炎及前列腺炎等证属肾阴不足者。

按语　本方其加减变化、衍生的方剂颇多。加入枸杞子、菊花，名为杞菊地黄丸，治疗头晕视物模糊；加入麦冬、五味子，名为麦味地黄丸，治疗肺肾阴虚；加入知母、黄柏，名为知柏地黄丸，治疗阴虚火旺（详见知柏地黄丸）；加入石菖蒲、磁石、五味子，名为耳聋左慈丸，治疗耳聋目眩；加入当归、生地黄、五味子，名为滋阴地黄丸，治疗妇女诸脏亏损，潮热盗汗，月经不调；加入桑叶、黑芝麻，名为桑麻地黄丸，治疗产后迎风流泪；加入当归、白芍，名为归芍地黄丸，治疗肾阴虚月经不调；加入人参、麦冬，名为参麦地黄丸，治疗肺肾两虚；加入肉桂，名为七味地黄丸，引火归原，治疗虚火疮疡；加入五味子，名为七味都气丸，治疗肾虚不能纳气之喘促或久咳气短，遗精盗汗，小便频数。

二十三、知柏地黄丸

知柏地黄丸出自明·吴昆的《医方考》卷五，原名为"六味地黄丸加黄柏知母方"，为滋阴清热之名方。

组成 熟地黄 24g，山萸肉、山药各 12g，泽泻、牡丹皮、茯苓各 9g，知母、黄柏各 6g。（按古剂量折算）

用法 上为细末，炼蜜为丸，如梧桐子大，每服 6g，温开水服下。现代用法：水煎服，用量按原方酌情增减。

功效 滋阴降火。

主治 肝肾阴虚，虚火上炎，证见头目昏眩，耳鸣耳聋，虚火牙痛，五心烦热，腰膝酸痛，血淋尿痛，遗精梦泄，骨蒸潮热，盗汗颧红，咽干口燥，舌质红，脉细数者。

方解 方中在六味地黄丸基础上加入知母滋肾降火、退蒸除热；黄柏入肾而有泻相火、退虚热的作用。诸药合用，滋补而不留邪，降泄而不伤正，补中有泻，寓泻于补，相辅相成，是通补开合的方剂。

按语 本方滋肾降火，在妇科领域更年期综合征、卵巢早衰多为阴虚火旺，均可以本方为主进行治疗。此外也可治疗男性相火妄动所致的早泄。临床应以五心烦热、腰膝酸痛、盗汗颧红为辨证要点。

脾虚食少及便溏之慎用；阴盛阳衰，手足厥冷，感冒头痛，高热，寒热往来者不宜。夏季暑热湿气较重时宜少服用。

现代应用 现代用于治疗性功能失常、夜尿晕厥症、肾病综合征、围绝经期综合征、老年干燥综合征、女性膀胱炎、对于神经衰弱、高血压、功能性子宫出血等辨证属肝肾阴虚，兼内热盛者。

按语 近年来，知柏地黄丸在国内临床研究越加深入广泛，探究中发现知柏地黄丸具有抑制成骨细胞过度亢进、调节免疫和物质代谢、调节激素水平、抗炎、降压降糖等药理作用，为临床应用提供了理论依据。

二十四、二仙汤

二仙汤出自近代上海中医药大学张伯讷教授主编的《中医方剂临床手册》，是针对更年期综合征、更年期高血压的经典验方，被载入多部中医方剂学著作，受到中医界普遍认可。本方以仙茅、仙灵脾（淫羊藿）为君药，故名二仙汤。

组成　仙茅、淫羊藿、巴戟天、当归各9g，黄柏、知母各6g。

用法　水煎服。现代用法：水煎服，用量按原方酌情增减。

功效　温肾阳、补肾精、泻肾火、调冲任。

主治　肾阴阳两虚、虚火上扰，证见妇女绝经前后头目昏眩，胸闷心烦，少寐多梦，烘热汗出，闭经，焦虑抑郁，腰酸膝软，舌红或淡，苔少，脉细数。

方解　方中仙茅、淫羊藿温肾阳、补肾精、调冲任为君药；巴戟天温肾阳、强筋骨，性柔不燥为臣药；知母、黄柏滋肾阴、泻虚火缓解仙茅、淫羊藿之辛热为佐药；当归养血柔肝、调补冲任为使药。本方辛温与苦寒共用，配伍严谨，共奏温补肾阳、滋肾阴、降虚火、调理冲任、平衡阴阳之功。

按语　《中医方剂临床手册》中论述："二仙汤配伍特点为壮阳药与滋阴药同用，针对阴阳俱虚于下而又有虚火上炎的证候。方中仙茅、淫羊藿、巴戟天温肾阳而补肾精；黄柏、知母泻相火而滋肾阴；当归温润养血而调冲任。"二仙汤组方体现"阴中求阳""阳中求阴"之古训，补阳性温不燥，补阴清热滋阴，辛温与苦寒同用，壮阳与滋阴并举，使阴得阳助而泉源不竭，阳得阴助而生化无穷，以达阴阳调和的功效。

更年期综合征是由于人体衰老，性腺功能退化萎缩，释放性激素不稳定，导致内分泌失调，神经紊乱，进而出现躯体心理等诸多不适的疾病，严重影响患者身心健康，给生活和工作带来严重困扰。二仙汤是针对更年期综合征、更年期高血压病而设的现代名方，临床应以少寐多梦、烘热汗出、腰膝酸软、舌红或淡、苔少、脉细数为辨证要点。还可治疗更年期高血压、肾炎、肾盂肾炎、尿路感染等。

现代应用 现代除用于治疗更年期综合征、更年期高血压外，还常用于治疗卵巢早衰、不孕不育、阳痿、前列腺增生、乳腺增生、抑郁证、骨关节疾病等属肾精不足、相火偏旺者，涉及精神神经系统、免疫系统、骨代谢等多方面多病种，体现了中医异病同治的特点。

近年来科学研究发现：二仙汤可以通过对下丘脑、腺垂体、子宫、卵巢卵泡颗粒细胞等多个方面药理作用及对丘脑 - 垂体 - 性腺轴的影响，治疗更年期综合征、卵巢早衰等疾病，同时还具有调节机体免疫功能、内分泌系统功能、抗衰老、改善骨代谢、降压等作用。

二十五、二陈汤

二陈汤处方见于宋·《太平惠民和剂局方》，自问世以来便被称为祛痰祖方，方中半夏、橘红以陈久者为佳，故方以"二陈"为名。

组成 半夏15g，橘红15g，白茯苓9g，炙甘草5g。（按古剂量折算）

用法 加生姜3g，乌梅1个，水煎服。现代用法：水煎服，用量按原方酌情增减。

功效 燥湿化痰，理气和中。

主治 痰湿阻滞，证见肢体困倦，不欲饮食，或头眩心悸，胸膈痞闷，恶心呕吐，咳嗽痰多色白，易咯，舌苔白腻，脉滑。

方解 方中半夏辛苦温燥，既可燥湿化痰，又可降逆和胃止呕，为君药；橘红理气燥湿，和胃化痰，气顺则痰消，为臣药；茯苓利湿健脾，使脾健则痰湿除；生姜降逆和胃，温化痰饮，既可助半夏化痰，又可制半夏之毒；乌梅防温燥辛散而伤阴，为佐药。半夏、陈皮与乌梅相配则燥湿化痰不伤正，敛阴不敛邪。炙甘草调和诸药、益气健脾，为使药。

阴虚痰热，非其所宜。

按语 其实较二陈汤更早的《金匮要略》中的橘皮汤、小半夏汤、小半夏加茯苓汤及《三因极一病证方论》中温胆汤均与二陈汤密切相关。但唯二陈汤被后世誉为治痰基础方，可见其知名度极高，实用性极强。自宋代开始，二陈汤就因疗效确切而获得诸多医家肯定，如《活人书》曰"二陈汤，治痰之准绳也"，《本草备要》提出"治痰通用二陈"，此方还被誉为"痰饮之通剂也"。

中医认为若脾失健运则水湿不得运化，停聚为湿成痰，"脾为生痰之源"。痰浊为黏腻之邪，最易阻碍人体气机，气机运行失常又可加重脾为痰湿所困，二陈汤标本兼治，以燥湿化痰为主治其标，以健脾利湿行气治其本，是燥湿化痰、理气和中的著名代表方，临床应以肢体困倦、舌苔白腻、脉滑为辨证要点。

二陈汤临床应用非常广泛，其化裁多变，衍生出如导痰汤、加味导痰汤、启宫丸、不换金正气散、藿香正气散、杏苏散、六君子汤、香砂二陈汤、半夏茯苓汤、温中化痰丸、枳砂二陈汤、六安煎等诸多方剂。

现代应用　现代常用于痰湿引起的内、妇、儿、五官科等多种疾病，如慢性支气管炎、慢性胃炎、梅尼埃病、神经性呕吐、癫痫、脑血管疾病、精神病、头痛、失眠、慢性咽炎、腺样体肥大等。有研究表明，近年来采用二陈汤治疗妇科多囊卵巢综合征、月经不调取得良好效果。

二十六、苍附导痰丸

苍附导痰丸见于清·《叶天士女科全书》，本方以二陈汤为基础组成。

组成　苍术、香附、枳壳各60g，陈皮、茯苓各45g，胆南星、甘草各30g。（按古剂量折算）

用法　上为末，姜汁和神曲为丸，分10天淡姜汤送下。现代用法：水煎服，用量按原方酌情增减。

功效　化痰燥湿。

主治　痰湿停滞，证见肥胖多痰，月经错后，甚则闭经，不孕，白带量多，舌淡胖，苔白腻，脉滑或细滑。

方解　方中苍术性辛苦温，气味芳香，长于健脾燥湿，祛风散寒；香附味苦疏泄、芳香辛行、善散肝气郁结；陈皮辛苦性温，理气健脾、燥湿化痰；胆南星豁痰；茯苓味甘淡，药性平和，健脾淡渗利湿，为治痰要药；枳壳理气消胀、行痰散结；甘草补脾和中，生姜调中化痰。本方芳香泄浊、消痰通络，辅以辛散痰结，防其浊痰瘀滞内生，诸药相配，相得益彰。

按语　苍附导痰丸是治疗痰湿型闭经、不孕的经典方剂。近年来常用来治疗多囊卵巢综合征，临床应以肥胖多痰、闭经、不孕、舌淡胖苔白腻、脉滑或细滑为辨证要点。

　　多囊卵巢综合征是女性最常见的一种生殖内分泌代谢紊乱疾病，以排卵障碍、卵巢多囊改变为特征，临床表现为月经后期、闭经、异常子宫出血、不孕、肥胖、痤疮、多毛等，其促黄体生成素、雄激素水平升高，并常伴高胰岛素血症、胰岛素抵抗、高脂血症等糖脂代谢紊乱。此类患者大约一半以上可出现肥胖表现，而中医认为"肥白人多痰湿""形肥痰盛经闭之女子无子"，肥胖是痰湿证典型表现，故肥胖型多囊卵巢综合征患者多属痰湿阻滞冲任胞宫，胞宫气血经络不通，导致胞宫失养，或闭经、或排卵困难、或受精卵无法着床、或易于胎停。治疗予苍附导痰丸燥湿化痰，使脾健则痰湿得化，气血畅通，临床疗效颇佳。

　　现代应用　近年来研究发现，苍附导痰丸治疗多囊卵巢综合征可促进性腺功能，改善激素水平，改善胰岛素抵抗状态，改善卵泡发育及黄体功能，增加子宫内膜血流灌注与氧供，改善子宫内膜容受性等，从而改善受孕条件，增加受孕机会。苍附导痰汤治疗痰湿型多囊卵巢综合征具有确切疗效。

第八章

妇科膏方

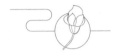

　　膏方属中华宝贵遗产，又称膏剂，以剂型命名，属于中医丸、散、膏、丹、酒、露、汤、锭八种剂型之一。膏方一般选用道地药材制作，经过配方、浸泡、煎煮、浓缩、炼蜜、收膏、存放等几道工序制成的一种稠厚状半流质或冻状的剂型。

　　按语 膏方是治疗慢性疾病的最佳剂型之一。尤其对于女性养颜养发，淡斑除皱，调经助孕，安神助眠，养巢防衰，产后、人流后恢复，卵巢保养等方面有突出疗效。现代中青年女性工作生活压力大，脑力体力透支，应酬诸多，吸烟饮酒，长期睡眠不足，常处于人体功能紊乱、抗病能力下降等亚健康状态，运用膏方调理是最佳选择。多年来杨继军教授采用中药配方颗粒作为原料，不仅药物质量得以保障，且制作时间明显缩短，既省时又省力，大大提高了膏方在临床的普及和应用。膏方在熬制中经过用天然蜂蜜或木糖醇、甜叶菊等调味后口感颇佳，在常温下保质期较长，制成小包装便于携带，给患者带来诸多方便。

　　膏方一般用药较多，服用时间长，故配方用药必须深思熟虑，立法务求平稳。偶有疏忽，则竟剂而废，故膏方定制较难。

　　杨继军教授认为制定膏方应重视四诊合参，宜辨证立法。要注重体质差异，根据人的不同体质、不同临床表现而确立不同处方，量体用药。处方应注意调畅气血阴阳，宜以阴阳平衡平为期。清代医家叶天士说"食物自适者即胃喜为补"，是药物治疗及食物调养的重要法则，也适于膏方定制，因此处方中特别注意斡旋脾胃升降，宜以喜为补。膏方还必须着意通补相兼，宜动静结合，切忌霸道蛮补，宜缓缓收功。脾胃健运是充分消化吸收的关键，服用补益类膏方宜先行开路，调理脾胃，才能取得较好效果。

一、暖宫调经膏（蜂蜜熬制）

处方（每剂剂量） 延胡索 10g，益母草 20g，吴茱萸 3g，艾叶 10g，香附 10g，当归 20g，桃仁 10g，川芎 6g，红花 10g。

主治 原发性痛经、继发性痛经（子宫内膜异位、子宫腺肌病、卵巢巧克力囊肿、慢性盆腔炎等），证见经期腰腹冷痛，月经量少色黯，有血块，舌暗红或有瘀点，脉沉紧，属于寒凝血瘀者。

服用方法 月经前 1 周每日 1 剂，温开水调服，至月经来潮，无痛经症状。至下次月经前 1 周再开始第 2 个疗程。

二、养巢防衰膏（蜂蜜熬制）

处方（每剂剂量） 当归 20g，白芍 20g，艾叶 10g，桑椹 20g，覆盆子 10g，肉苁蓉 10g，益母草 20g，菟丝子 10g，巴戟天 10g，黄精 15g，淫羊藿 10g。紫河车 3g（装胶囊吞服）。

主治 卵巢早衰，证见反复闭经，或月经不调，宫寒不孕，手足怕冷，小腹冷痛，性欲低下，阴道干涩，房事疼痛，皮肤皱纹、面部色斑、面色黯哑，精神抑郁，舌淡苔白，脉沉细，属于肾阳、肾精不足者。

服用方法 月经后每日 1 剂，温开水调服，经期停用。月经后再开始第 2 个疗程。

三、更年除烦膏（蜂蜜熬制）

处方（每剂剂量） 柴胡 6g，郁金 10g，白芍 20g，生地黄 10g，地骨皮 10g，浮小麦 30g，黄连 6g，丹参 10g，合欢皮 30g，首乌藤 30g，龙骨 20g，牡蛎 20g，淡竹叶 10g，百合 20g，陈皮 6g。

主治 更年期综合征，证见月经紊乱，甚至闭止，心烦失眠健忘，烘热汗出，面部潮红，手足心热，潮热盗汗，精神倦怠，头晕目眩，耳鸣，心悸不安，腰背酸痛，善悲欲哭，急躁易怒，舌红苔薄黄，脉弦细数，属于肝肾精血不足，心肝火旺者。

服用方法　月经后每日1剂，温开水调服，经期停用。月经后再开始第2个疗程，至症状消失。如已绝经可连续服用至症状消失。

四、盆腔（慢盆）消炎膏（木糖醇或甜叶菊熬制）

处方（每剂剂量）　当归10g，鸡血藤30g，大血藤20g，桃仁10g，红花10g，川芎6g，香附10g，小茴香6g，乌药10g，益母草15g，鸡冠花10g。（不耐疲劳者加党参10g，黄芪10g；失眠者加炒酸枣仁10g；性冷淡者加菟丝子10g，淫羊藿10g）。

主治　慢性盆腔炎、子宫内膜炎、输卵管炎等，久病证见月经量少色黯有血块或淋漓不断，腰酸痛，小腹隐痛下坠或冷痛，或不孕，或带下量多，清稀色白，可伴有不耐疲劳，失眠，性冷淡，舌暗淡，苔腻，脉细滑，属于寒湿血瘀者。

服用方法　月经后每日1剂，温开水调服，经期停用。月经后再开始第2个疗程，至症状消失。

五、消癖散结膏（木糖醇或甜叶菊熬制）

处方（每剂剂量）　柴胡6g，郁金10g，香附10g，王不留行10g，桃仁10g，当归10g，红花10g，橘核10g，橘叶15g，川芎6g，土贝母10g，丝瓜络10g。

主治　乳腺增生或经行乳房痛，证见单侧或双侧乳房有单个或多个大小不等的良性肿块，局部胀痛或触痛，经前加重，或经前乳痛，急躁易怒，属于气滞血瘀者。

服用方法　月经后每日1剂，温开水调服，经期停用。月经后再开始第2个疗程，至症状消失。

六、二仙益肾膏（蜂蜜熬制）

处方（每剂剂量） 仙茅 10g，淫羊藿 10g，当归 20g，巴戟天 10g，菟丝子 20g，熟地黄 10g，陈皮 6g，黄柏 10g，知母 10g。

主治 更年期综合征、更年期高血压、肾炎、肾盂肾炎、尿路感染、闭经等，证见月经将绝未绝，周期或前或后，经量或多或少，头眩耳鸣，腰酸乏力，两足欠温，时或怕冷，时或轰热，舌淡或淡红，脉沉细无力或细数无力，属于肾阴、肾阳不足而虚火上炎者。

服用方法 每日 1 剂，温开水调服，至症状消失。

七、安神助眠膏（蜂蜜熬制）

处方（每剂剂量） 远志 6g，柏子仁 10g，合欢皮 20g，莲子 10g，龙骨 20g，牡蛎 20g，淡竹叶 10g，首乌藤 30g，龙眼肉 10g。

主治 心悸不安，入眠困难或早醒，醒后不能再睡，眠时多梦，睡眠不实，易被惊醒，白天无精打采，精神萎靡，记忆力减退，头晕乏力，舌淡嫩苔白，脉细数，属于心神不安者。

服用方法 每日 1 剂，傍晚 5~7 点温开水调服，至症状消失。

八、补气养血膏（蜂蜜熬制）

处方（每剂剂量） 党参 20g，黄芪 20g，白术 10g，茯苓 10g，当归 20g，川芎 6g，熟地黄 10g，白芍 10g，陈皮 6g，龙眼肉 10g。

主治 各种大出血后、各种手术后、癌症放化疗中，证见面色苍白或萎黄，心悸气短，自汗，手脚冰凉，失眠多梦，腰酸腿软，唇色爪甲淡白无华，头晕目眩，肢体麻木，筋脉拘挛，皮肤干燥，头发枯焦，少气懒言，语言低微，疲倦乏力，舌淡嫩苔薄白，脉细无力，属于气血亏虚者。

服用方法 每日 1 剂，温开水调服，至症状消失。

九、六味地黄膏（蜂蜜熬制）

处方（每剂剂量） 熟地黄 30g，酒萸肉 20g，牡丹皮 10g，山药 20g，茯苓 10g，泽泻 10g，陈皮 6g。

主治 头晕耳鸣，腰膝酸软，骨蒸潮热，盗汗遗精，舌红苔少，脉细数，属于肾阴亏损者。

服用方法 每日 1 剂，温开水调服，至症状消失。

十、阴阳双补膏（蜂蜜熬制）

处方（每剂剂量） 熟地黄 10g，山药 10g，山萸肉 10g，牡丹皮 10g，茯苓 10g，泽泻 10g，陈皮 6g，肉桂 1.5g，淡附片 3g。

主治 慢性咳嗽、慢性支气管炎、过敏性哮喘、过敏性鼻炎、慢性阻塞性肺疾病、反复感冒、慢性皮肤病、荨麻疹、硬皮病、冻疮、闭经、痛经、宫寒不孕、阳痿等，证见每遇秋冬季反复发作，腰膝酸软，手脚冰凉，舌淡苔少，脉沉细，属于肾阳虚者。

服用方法 每日 1 剂，温开水调服，至症状消失。

十一、理气疏肝膏（蜂蜜熬制）

处方（每剂剂量） 柴胡 6g，郁金 10g，香附 10g，陈皮 6g，青皮 6g，厚朴 6g，玫瑰花 12g，紫苏梗 10g，木香 6g，白芍 20g，甘草 6g。

主治 亚健康状态、抑郁症，证见情志抑郁，心境低落，情绪不宁，焦虑不安，胸胁胀闷疼痛，或易怒善哭，善太息，舌暗苔白，脉弦，属于肝气郁结者。

服用方法 每日 1 剂，温开水调服，至症状消失。

十二、促排恶露膏（蜂蜜熬制）

处方（每剂剂量）　当归20g，川芎6g，桃仁10g，红花10g，益母草20g，炮姜6g，炙甘草6g，鸡血藤10g，乌药10g，香附10g。

主治　产后子宫复旧不良，胎盘残留，恶露不畅，少腹疼痛，或产后4～6周恶露仍淋漓不净，舌暗苔薄白，脉细涩，属于产后血虚寒凝，瘀血内阻者。

服用方法　产后即可服用，每日1剂，温开水调服，至恶露干净。

十三、养血通乳膏（蜂蜜熬制）

处方（每剂剂量）　党参20g，黄芪20g，当归20g，白芍10g，熟地黄10g，炒白术20g，益母草20g，炒王不留行10g，陈皮6g，炮山甲6g，龙眼肉10g，炒酸枣仁10g。

主治　产后乳少，甚或全无，乳汁清稀，乳房松软不胀，神倦食少，面色无华，舌淡苔少，脉细弱，属于气血虚弱者。

服用方法　每日1剂，温开水调服，至乳量充足。

十四、理气通乳膏（蜂蜜熬制）

处方（每剂剂量）　柴胡6g，郁金10g，香附10g，当归20g，白芍10g，天花粉10g，厚朴6g，枳壳6g，益母草20g，通草10g，炒王不留行10g，炮山甲6g，合欢皮20g，首乌藤20g。

主治　产后乳汁涩少或乳汁不下，乳房胀硬疼痛，情志抑郁，胸胁胀闷，急躁焦虑，食欲不振，或身有微热，舌质正常，苔薄黄，脉弦细或弦数，属于肝气郁滞者。

服用方法　每日1剂，温开水调服，至乳汁通畅，乳量充足。

十五、养血润便膏（蜂蜜熬制）

处方（每剂剂量） 当归20g，玄参10g，火麻仁10g，炒莱菔子10g，木香6g，肉苁蓉10g。

主治 产后便秘，大便干结，数日一行，腹胀不适；或大便并不干结，但排出困难，舌淡苔少，脉细无力，属于气血亏虚，津液不足，肠道失润者。

服用方法 每日1剂，温开水调服，至症状消失。

十六、产后复原膏（蜂蜜熬制）

处方（每剂剂量） 当归20g，白芍20g，艾叶10g，桑椹20g，覆盆子10g，肉苁蓉10g，益母草15g，菟丝子10g，黄精15g，鸡血藤10g，乌药10g。

功效 帮助产后、人流后子宫、产道、盆腔复原及形体恢复。

服用方法 产后4周、人流后1周，每日1剂，温开水调服，经期停用，月经后再开始第2个疗程。

十七、养血生发膏（蜂蜜熬制）

处方（每剂剂量） 桑椹20g，全当归20g，制何首乌10g，黑芝麻10g，女贞子10g，墨旱莲10g。

主治 产后脱发，毛发干枯无华，易折易断，皮肤干燥粗糙，舌淡嫩，脉细，属于血虚者。（本方不针对脂溢性脱发及斑秃）

服用方法 每日1剂，温开水调服，至新发生长。

十八、养血通痹膏（蜂蜜熬制）

处方（每剂剂量） 当归20g，白芍20g，川芎6g，防风20g，羌活10g，独活 10g，秦艽 10g，续断 10g，桑寄生 30g，杜仲 10g，鸡血藤 30g，徐长卿 20g。

主治　产后全身关节肌肉、颈肩腰腿疼痛，面色㿠白，舌淡苔薄白，脉细，属于产后血虚，感受风寒湿者。

服用方法　每日 1 剂，温开水调服，至症状消失。

十九、疏肝解郁膏（蜂蜜熬制）

处方（每剂剂量）　柴胡 6g，郁金 10g，香附 10g，陈皮 6g，厚朴 6g，枳壳 6g，玫瑰花 12g，当归 20g，茯苓 20g，白芍 20g，浮小麦 30g，炙甘草 10g，龙眼肉 10g。

主治　产后抑郁，证见情志寡欢，悲观绝望，情绪低落；或情绪不宁，焦虑不安，多疑多虑，纳呆嗳气；或胆小易惊；或悲忧善哭，喜怒无常；或烦躁易激惹；或胸胁胀闷疼痛，如有异物梗阻；严重时失去生活自理和照顾婴儿的能力，舌淡暗，苔薄腻，脉弦，属于肝郁血虚者。

服用方法　每日 1 剂，温开水调服，至症状消失。

二十、活血回乳膏（木糖醇或甜叶菊熬制）

处方（每剂剂量）　炒麦芽 60g，红花 10g，赤芍 10g，川牛膝 10g。
功效　回乳。
服用方法　每日 1 剂，温开水调服，至乳回。

二十一、健脾益气膏（木糖醇或甜叶菊熬制）

处方（每剂剂量）　白扁豆 10g，白术 20g，茯苓 20g，甘草 6g，桔梗 10g，莲子 10g，人参 6g，砂仁 3g，山药 20g，炒薏苡仁 20g，芡实 10g，鸡内金 10g。

主治 脘腹胀满，不思饮食，大便溏泻，四肢乏力，精神萎靡，形体消瘦憔悴，毛发枯槁，面色萎黄，气短咳嗽，或水肿，或白带清稀量多，绵绵不断，舌淡胖有齿痕，苔白腻，脉细无力或濡缓，属于脾虚有湿，脾虚为主者。

服用方法 每日 1 剂，温开水调服，至症状消失。

二十二、温中止泻膏（木糖醇或甜叶菊熬制）

处方（每剂剂量） 吴茱萸 3g，白扁豆 10g，山药 10g，补骨脂 10g，五味子 10g，肉豆蔻 10g。

主治 慢性肠炎，慢性溃疡性结肠炎，证见久泻不止，肠鸣腹胀，畏寒肢冷，五更溏泻，食少不化，面黄肢冷，舌淡嫩，苔薄白，脉沉细无力，属于脾肾虚寒者。

服用方法 每日 1 剂，温开水调服，至症状消失。

二十三、减肥瘦身膏（木糖醇或甜叶菊熬制）

处方 生山楂 20g，炒决明子 20g，荷叶 10g，绞股蓝 6g，茯苓 20g，薏苡仁 10g，枳壳 10g。

主治 单纯性肥胖、高脂血症者。

服用方法 每日 1 剂，温开水调服，至症状消失。

附 录

产后针灸康复

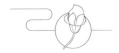

　　女性妊娠分娩是特殊的生理时期，特别是妊娠后期、分娩过程对女性的心理、生理都会产生重要影响，首当其冲的是对骨盆产生影响，表现为妊娠晚期耻骨联合和骶髂关节间隙增大，骨盆横径亦相应增大，耻骨弓角度变大，骨盆倾斜度增大，这些改变均有利于经阴道分娩，但同时也会给孕产妇带来一定的损害，且可通过对骨盆的影响进一步累及整个脊柱及下肢关节，出现相应临床症状。产后半年初产妇骨盆径线大部分可恢复至晚孕期状态，但不能恢复到未孕状态。

　　河北新乐市中医医院肖丽梅主任医师将杨继军教授传授的针灸等中医适宜技术创造性地融入产后康复之中，认为除必要的药物治疗外，其实针灸等外治方法在产后康复方面也可发挥重要作用，临床疗效颇佳。针灸可通过对身体特定穴位的刺激，调整气血，促进新陈代谢，缓解各种疼痛及紧张情绪，纠正肌肉松弛，促进恶露排出，促进乳汁分泌等。可帮助女性产后心理、形体、生殖器官乃至全身尽快恢复到最佳状态。

一、产后耻骨联合分离症

　　耻骨联合分离症是骨盆前方两侧耻骨纤维软骨联合处，因外力作用而发生微小的错移，表现耻骨联合间隙距离增宽，或者上下错动，出现局部疼痛和下肢抬举困难等功能障碍的软组织损伤性疾病，又称耻骨联合错缝。

　　耻骨联合是骨盆两侧耻骨联合面借纤维软骨构成的耻骨间盘连接而成，正常耻骨联合间隙 ≤ 0.6cm，当耻骨联合间隙 ≥ 1cm 即为耻骨联合分离。产后耻骨联合分离是因孕产妇在松弛素作用下，耻骨联合韧带松弛，生产过程中外力等因素作用导致的耻骨联合分离。多发生在分娩时，甚至可能发生在更早的怀孕期间。分娩产程长、难产急产、胎儿过大、助产措施不当、产妇过分躁动用力不当也是导致耻骨联合分离的常见原因，常见的症状有耻骨处、腹股沟、大腿内侧（单侧或双侧）轻度或重度的疼痛，常伴有骶髂关节及腰背部疼痛，关节处的咔哒声或研磨声及下肢功能活动障碍。

本病可归属中医筋痹范畴。

针刺治疗

治则　养阴柔筋，缓急止痛。

选穴　中脘（图 9-1）、气海（图 1-3）、关元（图 1-3）、曲骨（图 9-2）患、横骨（图 9-2）患、府舍（图 9-2）患、冲门（图 9-2）患、急脉（图 9-2）患、箕门（图 9-3）患、血海（图 1-26）双、阳陵泉（图 9-4）双、足三里（图 1-5）双、三阴交（图 1-3）双、太溪双（图 9-5）。

操作　中脘、气海、关元、血海、三阴交、足三里、太溪、曲骨、横骨行毫针补法，余穴平补平泻。留针 20～30 分钟。

疗程　每日 1 次，5 次为 1 个疗程，休息 2～3 日再开始第 2 个疗程。至症状缓解。产后第 2 天即可开始治疗。

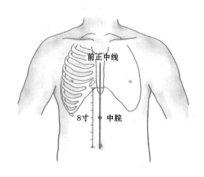

图 9-1　中脘穴

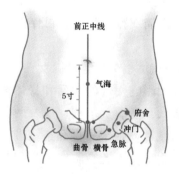

图 9-2　曲骨穴、横骨穴、府舍穴、冲门穴、急脉穴

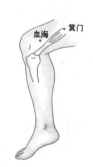

图 9-3　箕门穴

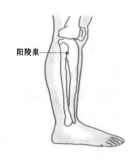

图 9-4　阳陵泉穴

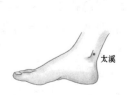

图 9-5　太溪穴

按语 结合患者在产后特殊生理时期的特点，中医认为阴血亏虚是本，血脉凝滞、经筋失养为标，故补肾健脾以益气血生化之源，养阴柔筋活络以疏血之凝滞，使经筋得养而痛止。穴选中脘、气海、关元、血海、三阴交、足三里、太溪使阴血得生、筋脉得养，为针对病机之"本"；配合局部腧穴府舍、冲门、急脉、箕门及筋之会穴阳陵泉，使"经络间阻滞之血"得以疏散，为针对症状之"标"，从而改善患者筋脉屈伸困难、活动障碍及疼痛等症状。

此外，孕前进行孕期知识教育、适当合理饮食等可以尽量避免耻骨联合分离症的出现。产后及时介入中医针灸治疗有助于改善疼痛，解除患者肢体活动障碍，提高产妇生活质量。

二、产后骶髂关节炎

产后骶髂关节炎是指产妇在生产后2个月内出现的单侧或双侧骶髂关节压痛、叩击痛或臀部疼痛，可伴有大腿部牵拉痛，导致患者的日常活动严重受限。

产后骶髂关节炎是困扰女性的疾病之一，骶髂关节炎引起产后腰部疼痛，会极大影响女性的生活和身体健康。骶髂关节本身为微动关节，其关节囊呈紧张状，骶髂关节前、后及两骨之间有骶髂前韧带、骶髂后韧带、骶结节韧带与骶棘韧带等，且此组韧带坚强，因而几乎不能活动。骶髂关节有广泛的神经支配，因此在临床上表现为多种疼痛形式，如下腰痛、臀区疼痛、大腿近端疼痛及腹股沟区疼痛。骶髂后韧带由S2~4支配，骶髂前韧带由L2~S2支配，骶髂关节韧带有致密的无髓神经纤维构成伤害感觉系统分布，遍及关节囊整个厚度。由于其神经支配的联系复杂，因此骶髂关节病变与腰痛有密切关系。

骶髂关节炎的发生大多见于剧烈体育活动、外伤或久坐后，分娩亦是常见原因。急性发作期可在下腰部一侧出现疼痛，大多较为严重，患者平卧坐起活动受限，直腿抬高及骨盆分离试验可阳性。

X线表现：多发生在单侧，病变位于骶髂关节前缘之后面呈三角形，病变区出现均匀浓度之实密现象，骨小梁消失，边缘模糊，病变宽度0.5~3.0cm，而骶髂关节完全清晰，宽度不超过3mm。CT、MRI检查可见骶髂关节水肿。明确诊断对疾病的恢复具有重要的意义，首先主要症状是疼痛，同时疼痛也是导致功能障碍的主要原因。其特点为隐匿发作、持续钝痛，多发生于活动以后，休息可以缓解。随着病情进展，关节活动可因疼痛而受限，甚至休息时也可发生疼痛。尤其是睡眠时因关节周围肌肉受损，对关节保护功能降低，不能和清醒时一样限制引起疼痛的活动，患者可能疼醒，严重影响了患者的生活状态。其次是晨僵，一般提示滑膜炎的存在，但和类风湿关节炎不同的是，本病晨僵持续时间比较短暂，一般不超过30分钟。活动后即可逐渐缓解。此外，随着病情进展，可出现关节挛缩、功能紊乱、静息痛、负重时疼痛加重。由于关节表面吻合性差、肌肉痉挛和收缩、关节囊收缩及骨刺等引起机械性闭锁，可发生功能障碍。本病亦可归属中医筋痹范畴。

针刺配合悬灸治疗

治则 补肾活血止痛。

选穴 肾俞（图9-6）双、骶髂关节部阿是穴（图9-7）、委中（图9-8）双。

操作 刺法：肾俞向下斜刺1～1.5寸，骶髂关节部阿是穴采用内经"扬刺法"（痛点直刺，上下左右各一针向痛点方向斜刺），委中直刺得气后针尖向上留针。留针20～30分钟。

悬灸 取2～3cm艾炷3段置于悬灸器（图9-9），点燃一端于骶髂关节阿是穴上方3～4cm左右施灸20分钟。

疗程 每日1次，10次为1个疗程。休息2～3日再开始第2个疗程。至症状缓解。

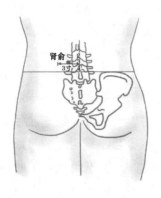

图9-6　肾俞穴

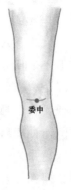

图9-7　委中穴

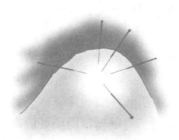

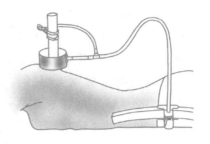

图 9-8　扬刺法　　　　　　　图 9-9　悬灸器

[按语]　穴选肾俞，补肾强健筋骨；配合骶髂关节局部阿是穴通络止痛；"腰背委中求"，委中是治疗腰背疼痛的要穴，直刺得气后针尖向上留针也有较好的止痛效应，针刺后配合悬灸温经散寒，温经止痛，有利于解除晨僵及疼痛症状。本病治疗针灸结合有较好疗效，特别是骶髂关节部阿是穴采用《黄帝内经》的"扬刺法"，止痛效果颇佳。

三、髂腰韧带损伤

髂腰韧带损伤是以腰骶部疼痛为主要临床表现，而与神经根性下腰疼和非特异性下腰疼有区别的一种软组织损伤病症。

本病从概念理解似乎不很清晰，但从局部解剖来看会明确很多。髂腰韧带就是髂骨和腰椎之间连接的韧带，位于髂骨和第4、5腰椎横突之间，左右各一，主要作用是稳定脊柱和骨盆之间关节，防止骶髂关节错位，通常髂腰韧带在体表是触摸不到的，因为其位置比较深，且韧带质软，但可以通过磁共振显影看到。腰椎过度屈曲易造成损伤，疼痛位置比较深，患者往往可以指出疼痛部位但不能确定痛点，一般查体不能进行有效诊断。但磁共振检查可发现韧带呈高信号。临床主要表现为一侧或两侧髂腰部疼痛，呈持续性钝痛或牵扯样痛或慢性酸胀隐痛明显，不耐久坐久站，晨起或过劳后加重，腰部前屈或向健侧弯曲时疼痛加重。女性怀孕时随着胎儿的日渐长大，腹部不断膨隆，为了保持重心平衡，腰椎曲度变大，腰椎负重增加，应力增强，局部肌肉韧带等软组织受到的牵扯力不断增大，进而造成组织疲劳损伤，故此常出现髂腰韧带的损伤。

本病亦可归属中医筋痹范畴，是由于局部经络气血阻滞，造成骶腰部疼痛。

古法针刺配合悬灸

[治则]　补益肝肾，温经止痛。

[选穴]　肝俞（图9-10）双、肾俞（图9-6）双、自拟穴腰骶3穴（腰4横突外缘、腰5横突外缘、髂后上脊内侧缘）（图9-11）双。

[操作]　刺法：肝俞、肾俞向下斜刺1~1.5寸，自拟腰骶3穴采用齐刺法（每穴直刺一针，两旁各刺一针）（图9-12）。留针20分钟。

[悬灸]　取2~3cm艾炷3段置于悬灸器（图9-9），点燃一端于腰骶3穴上方3~4cm左右施灸20分钟。

[疗程]　每日1次，10次为1个疗程。休息3日再开始第2个疗程。至症状缓解。

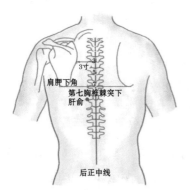　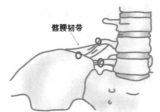　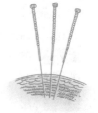

图 9-10　肝俞穴　　　图 9-11　自拟腰骶 3 穴　　　图 9-12　齐刺法

[按语]　穴选肝俞、肾俞补益气血，补益肝肾；肖丽梅主任医师结合临床经验自拟腰骶3穴，采用正中先刺一针，两旁各刺一针，三针齐用的齐刺法，因髂腰韧带位置较深，故采取《黄帝内经》"齐刺"之法，所谓"齐刺者，直入一，傍入二，以治寒气小深者。或曰三刺，三刺者，治痹气小深者也"。可治疗病变范围较小而部位较深的痹痛，针刺后配合悬灸腰骶3穴，温经通脉，活血止痛。对于位置较深的髂腰韧带损伤可以起到缓解痉挛、解除疼痛，提高其应力作用。

四、腰三横突综合征

腰三横突综合征是以第 3 腰椎横突部位明显压痛为特点的慢性腰痛。

腰三横突综合征是临床常见病，尤其产后女性，第 3 腰椎是腰椎活动的中心，椎体前后厚度相等，而横突比另外 4 个腰椎横突长，因此背部肌肉的牵拉杠杆力最强，但第 3 腰椎横突尖端易受外力影响而损伤，尤其是横突左右不对称或横突向后偏斜时，如产后骨盆的倾斜不对称，常常造成一侧腰部肌肉与第 3 腰椎横突出现摩擦损伤，进而出现腰痛、腰部活动障碍等症状。在腰肌劳损患者中，表现为第 3 腰椎横突综合征者较多见。当腰椎前屈、侧弯及旋转运动时易致横突尖端附着的软组织出现肌肉撕裂、小血管破裂等病理变化，引起组织水肿，压迫和刺激腰神经后支的外侧支，引起所支配的肌肉痉挛，并在局部形成纤维化、瘢痕样组织，出现一系列症状，重要的体征是第 3 腰椎横突外缘，相当于第 3 腰椎棘突旁 4cm 处，尤其是瘦长型患者可触到横突尖端并有明显的压痛及限局性肌紧张或肌痉挛。按压时由于第 2 腰神经分支受刺激而引起放射痛达大腿及膝部。典型临床表现即腰部一侧酸痛、钝痛、活动受限，健侧侧曲、旋转时疼痛加重。

本病亦可归属中医筋痹范畴。主要由于产后精血亏虚，经筋失养所致。

古法针刺配合拔罐

【治则】 舒筋活络止痛。

【选穴】 肝俞（图 9-10）双、腰三横突（图 9-13）附近阿是穴。

【操作】 刺法：肝俞穴向下斜刺约 1 寸，阿是穴采取浮刺法（图 9-14）。留针 20 分钟。

【拔罐】 于腰三横突附近阿是穴处闪罐（图 9-15）至皮肤发红后留罐 5～10 分钟。

【疗程】 每日 1 次，10 次为 1 个疗程，休息 3 日再开始第 2 个疗程。至症状缓解。

【按语】 产后精血亏虚，经筋失养，穴选肝俞养血柔筋强筋；选腰三横突附近阿是穴采取浮刺之法，缓解经筋痉挛疼痛。正如《内经》所云："浮刺者，傍入而浮之，以治肌急而寒者也。"斜针浅刺勿深，以治肌肉寒急。配合闪罐、留罐可活血化瘀，明显缓解疼痛。

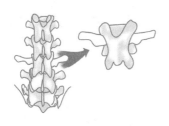
图 9-13　腰三横突

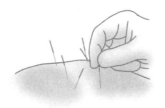
图 9-14　浮刺法

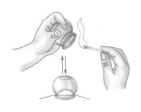
图 9-15　闪罐

五、产后手足痛

产后手足痛在产后疼痛类疾病中也是非常常见的临床症状，手痛以手腕部及手指关节疼痛为主，涉及病症有手腕部腱鞘炎、指间关节炎等，而足痛以足跟痛为主，涉及足跟脂肪垫炎、足底筋膜炎等。

西医认为产后手痛的出现主要与产后内分泌激素水平的变化有关，当松弛素等激素分泌增多时，关节韧带、肌腱在激素的作用下变得松弛、弹性降低，而产妇过度劳累或寒凉刺激后即容易出现局部损伤，产生疼痛活动受限等临床表现。足跟痛的出现主要与足跟脂肪垫退化有关，加之产妇不适当下床活动使退化的脂肪垫不能承受体重的压力和行走时的震动，而出现脂肪垫水肿、充血等炎症现象，从而引发疼痛；或怀孕期间体重增大，足部也会增大，如果鞋的穿着不合适，或穿拖鞋或赤脚穿凉鞋，感受寒凉，也可产生足跟疼痛。

本病亦可归属中医痹证范畴。中医认为肾为元气之本，肾主生殖、主骨，产后正值气血两虚，正气不足，肾气虚弱，冲任受损，百脉空虚之时，如过度劳累，或手足受凉，或穿硬底鞋、高跟鞋，均可使手足部经筋受损，失于筋脉温养，气血流通不畅，以致手足疼痛。

温灸器灸

治则　温经通络止痛。

选穴　患侧手部：阳溪（图 9-16）、阳池（图 9-17）、八邪（图 9-18）；患侧足部：涌泉（图 9-19）、足跟部阿是穴。

操作　将约 2cm 艾炷置于铜制温灸器（图 9-20）中点燃后，放入固定袋中固定在相应穴位处，每次温灸 20～30 分钟。

【疗程】 每日1次，10次为1个疗程。休息2~3日再开始第2个疗程。至症状缓解。

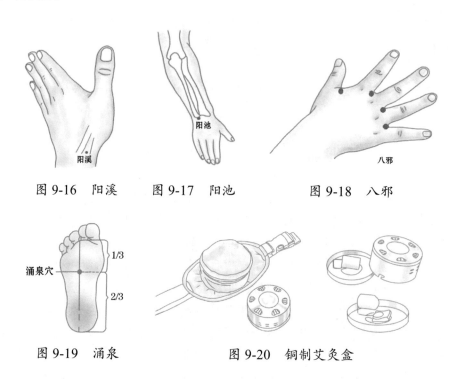

图 9-16　阳溪　　　　图 9-17　阳池　　　　图 9-18　八邪

图 9-19　涌泉　　　　　　图 9-20　铜制艾灸盒

【按语】 取患侧手部阳溪、阳池、八邪；患侧足部涌泉、足跟部阿是穴，采用铜质温灸器温熨，可温经散寒。温通经脉，活血止痛。

以上常见的产后疼痛类病症，均可按中医痹证进行辨证论治。产后痹证发生的原因主要是正虚邪侵。所谓正虚，一是"产后真元大损，气血空虚"，关节经脉失于濡养，以致肢体麻木疼痛；二是"妇人以肾系胞，产则劳伤肾气"，肾虚腰失所养，而见腰背疼痛、胫膝酸软、足跟痛等症。所谓邪侵，一是产后气血俱虚，风寒湿邪乘虚而入，使气血运行不畅，阻滞经络关节，不通则痛；二是产后"伤津亡血，瘀血内阻，多虚多瘀"，瘀血留滞经络、筋骨之间而致身痛。本病的产生机理是以产后内伤气血为主，而兼夹风寒湿瘀，临床往往表现为本虚标实之证，临证需仔细辨证，方可提高疗效。

六、产后缺乳

中医认为缺乳是指产后哺乳期内，产妇乳汁甚少或全无者，又称"产后乳汁不行"。

母乳是婴儿最好的食物，所含成分能供应婴儿最好的营养及增强婴儿的免疫力，是任何其他乳类及代乳品无法替代的。母乳喂养在有利于婴儿生长发育的同时也有利于女性产后身体恢复。国际母乳喂养行动联盟确定每年8月1-7日为世界母乳喂养周，提出6个月以内婴儿应纯母乳喂养。但实际产后4个月哺乳率仅占44%。婴儿缺乳现象常常出现。母乳是新生儿最佳天然食物，中医历来重视母乳喂养婴幼儿，故对缺乳的研究由来已久。随着我国生育政策的放开，二胎、三胎出生越来越多，部分产妇由于年龄偏大、素体虚弱等因素造成母乳不足，婴幼儿喂养面临困难。中医认为产后缺乳患者因体质等因素不同，临床表现也有不同，可分为真性缺乳和假性缺乳。真性缺乳患者乳汁分泌量明显不足，乳房松软，乳汁清稀，可伴全身倦怠乏力、多汗等症状；假性缺乳患者乳汁分泌量充足，乳房涨硬疼痛，乳汁黏稠，排出不畅，可伴急躁易怒、情绪低落等症状。正如宋代陈无择《三因极一病证方论》分虚实论缺乳："产妇有两种乳脉不行，有气血盛而壅闭不行者，有血少气弱涩而不行者，虚当补之，盛当疏之。"治疗应辨证论治，本病若治疗及时，乳汁即下。

针刺治疗

【治则】　真性缺乳：益气养阴生乳；假性缺乳：疏肝理气通乳。

【选穴】　乳房局部取膻中（图9-21）、库房（图9-21）双、屋翳（图9-21）双、乳根（图9-21）双、食窦（图9-21）双、天溪（图9-21）双、周荣（图9-21）双、神藏（图9-21）双、灵墟（图9-21）双、步廊（图9-21）双。假性缺乳配合期门（图9-21）双、太冲双（图9-22）；真性缺乳配足三里双（图1-6）、三阴交双（图1-4）、太溪双（图9-5）。

【操作】　患者仰卧位，局部常规消毒，选择0.25mm×40mm毫针针刺，乳房局部穴向乳头方向平刺0.5寸左右，膻中向下平刺0.5寸左右，足三里向下斜刺1寸，三阴交、太溪向上斜刺1寸；期门向外平刺0.5寸，太冲向脚尖方向斜刺0.5寸左右，留针20～30分钟。

【疗程】　每日1次，3～5次为1个疗程。至乳汁通畅，乳量增多。

按语 取膻中、库房、屋翳、乳根、食窦、天溪、周荣、神藏、灵墟、步廊等乳房周围腧穴针刺可疏通气血，疏通乳络；真性缺乳配期门、太冲疏肝理气通络；假性缺乳患者配足三里、三阴交、太溪以益气养阴生乳。

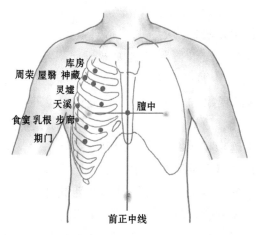
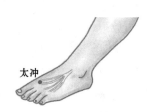

图 9-21　膻中穴、库房穴、屋翳穴、乳根穴、食窦穴、天溪穴、周荣穴、神藏穴、灵墟穴、步廊穴、期门穴

图 9-22　太冲穴

临床中应根据患者临床表现综合研判，区别缺乳的真实性，再行辨证分析，确立治则，做到有的放矢，治疗明确。此外，假性缺乳患者尤其应注意饮食，不宜过于油腻，否则易致乳络郁阻，形成乳痈。

七、产后乳腺炎

产后乳腺炎包括急性乳腺炎和慢性乳腺炎。本病常常继发于乳头皲裂、乳房过度充盈、乳腺管阻塞，淤积的乳汁为入侵细菌提供了丰富的培养基，从而形成局部炎症。产后乳腺炎在临床中发病率较高，占乳腺炎患者中的绝大部分，尤其是初产妇，由于哺乳经验缺乏，常常造成乳汁淤积而形成乳腺炎。

急性乳腺炎属于中医乳痈范畴。从患病人员特点和时期来看，发生于哺乳期者，称外吹乳痈；发生于怀孕期者，称内吹乳痈；发生于非哺乳期和非怀孕期者，如外力损伤造成乳腺发炎，称非哺乳期乳痈。中医学认为由于产后正气不足，毒邪侵袭乳络，而致局部经络气血壅滞，以乳房红肿热痛为主要临床表现的病症即为产后乳痈，可分为早期（乳汁淤积期）、中期（成脓期）、后期（溃脓期）3 期。

针刺治疗

治则 早、中期：疏通乳络、排出积乳（脓）；后期：益气养血、散结通络。

选穴 膻中（图9-21）、少泽（图9-23）双、患侧阿是穴（积乳硬块部位）。

操作 膻中穴向下平刺 0.5～1 寸，少泽浅刺或点刺，阿是穴（积乳硬块部位）围刺。留针 20～30 分钟。

疗程 每日 1 次，5 次为 1 个疗程。至红肿热痛症状消失。

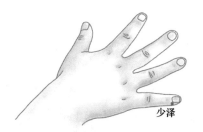

图 9-23　少泽穴

按语 穴选膻中、少泽疏通气机，疏通乳络，促进积乳排出；患侧阿是穴（积乳硬块部位）疏通乳络，缓解疼痛，排出积乳，消除肿块。乳痈早、中期是治疗的关键期，尤其是早期，经过针刺治疗可达到一次治愈的效果；中期患者应观察积脓部位，导管是否与乳头相通，如通畅，施以针刺和手法依然可治愈；如炎症包裹较明显，导管与乳头不通，应积极考虑外科参与治疗，辨证论治中药或西医抗炎治疗跟进；后期患者痈肿脓溃，注意扶正，应补益气血，并在促进脓口愈合的同时，防止"冷性僵块"的形成。

八、产后汗证

分娩后 3～7 天，常在饭后、活动后、睡觉时和醒后出汗较多，亦被称为

"褥汗"，是产后皮肤代谢功能旺盛，排出孕期体内过多水分的过程。但临床产妇在一周后甚至满月后还有动辄汗出、夜寐多汗等情况，同时伴有气短乏力、倦怠懒言或心烦气躁、口渴、寐差、易怒等表现。

中医称为"产后汗证"，应予以重视。产后汗证包括产后自汗和产后盗汗。产妇在产后出现汗出涔涔，持续不止者为产后自汗；如寐中汗出过多，醒来即止为产后盗汗。若产后耗气伤血，气虚固摄不足，可致自汗，若产后阴虚内热，迫津液外出，则致盗汗。

产后汗证是人体阴阳失调、营卫失和、腠理不固、津液外泄所导致，临床发病率较高，影响产后恢复。产后汗证西药常无特殊治疗，而中药、针灸疗效显著，临床必须细心辨证、对症下药。治疗时还需兼顾产后多虚、多瘀特点，标本同治，同时注重调神安心定志，使阴阳平衡，营卫调和，汗出自止。

针刺治疗

治则 自汗：益气固表止汗；盗汗：养阴清热敛汗。

选穴 百会（图 9-24）、中脘（图 9-1）、关元（图 1-3）、天枢（图 9-25）、脾俞（图 9-26）、合谷（图 1-25）、复溜（图 9-27），自汗加气海（图 1-3）、足三里（图 1-6）；阴虚盗汗加三阴交（图 1-4）、太溪（图 9-5）。

操作 中脘、关元、天枢、气海直刺 0.5~1 寸；合谷、复溜、三阴交、太溪穴向上斜刺 0.5~1 寸；脾俞向下斜刺 0.5~1 寸。每次留针 30 分钟。

疗程 每 2~3 日 1 次，10 次为一个疗程。休息 2~3 日再开始第 2 个疗程。至症状缓解。

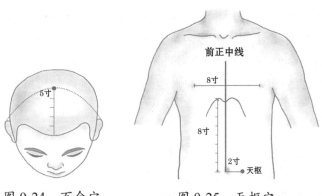

图 9-24 百会穴　　　　图 9-25 天枢穴

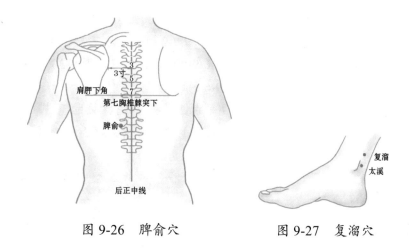

图 9-26　脾俞穴　　　　图 9-27　复溜穴

按语　针刺治疗产后汗证有一定疗效。百会、中脘、关元、天枢、脾俞调理脾胃；合谷、复溜调和营卫；自汗加气海、足三里健脾益气，统摄汗液；阴虚盗汗加三阴交、太溪滋阴敛汗。

治疗的同时务必加以心理疏导，稳定情绪，安定心神尤为重要。

九、产后脱发

女性在产后 4 个月会有掉发的现象，是由于体内激素重新调整所致。妊娠期延长了毛囊的休眠期，产后就加速进入脱发期，大多数产妇都会经历产后脱发，头发稀少，属于典型的急性休止期脱发，常源于身体或精神上重大刺激及女性生产后，部分患者营养均衡、情绪稳定，脱去的头发可以生长，但如女性产后头发异常脱落，且较为严重。

中医称为产后脱发。产后饮食过于油腻，受风着凉，清洗不及时等，易致脱发；部分产妇因睡眠不好、或身体疼痛、或精神压力较大，加之产后气血亏虚，使头部气血循环改变，毛发更易折断、脱落。有些产妇从此头发开始稀疏，发际线后移，对心理造成较大影响，甚至失去自信。

针刺治疗

治则　益气养血生发；健脾化浊固发；补益肝肾，疏肝养发。

选穴　百会（图 9-24）、通天（图 9-28）、头维（图 9-28）；气血不足加关元（图 1-3）、中脘（图 9-1）、脾俞（图 9-26）_双、足三里（图 1-6）_双；脾虚浊邪内停的脂溢性脱发加阴陵泉（图 9-29）_双、丰隆（图 9-30）_双；肝肾亏虚型加肝俞（图 9-10）_双、肾俞（图 9-6）_双。

刺法　百会、通天、头维向后平刺 1 寸；中脘、关元直刺 0.5～1 寸；足三里、丰隆、阴陵泉穴向下斜刺 0.5～1 寸；肝俞、脾俞、肾俞向下平刺 0.5～1 寸。留针 20～30 分钟。

疗程　隔 2～3 日 1 次，10 次为 1 个疗程。休息 2～3 日再开始第 2 个疗程。至症状缓解。

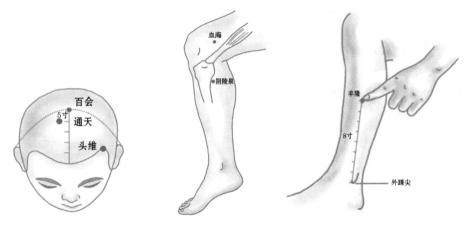

图 9-28　头维穴　通天穴　　图 9-29　阴陵泉穴　　　图 9-30　丰隆穴

按语　针刺治疗产后脱发有一定疗效。针刺百会、通天、头维疏通头部经脉，可促进新发再生；气血不足加中脘、关元、足三里、脾俞调理脾胃，补益气血；脾虚浊邪内停的脂溢性脱发加丰隆、阴陵泉祛除湿浊；肝肾亏虚取肝俞、肾俞补益肝血，补益肾精，精血充足则新发再生，光亮柔顺，不易折断。

发现产后脱发应尽早合理细心辨证，对症下药，使用针灸配合中药治疗，有助于新发复生。

值得注意的是，有人认为产后脱发是雌激素水平下降引起，因此选择补充雌激素。其实机体内的激素分泌有自己的调节规律，服用雌激素容易打乱体内激素的平衡状态，也会通过乳汁影响婴儿的发育，故应慎用。

十、产后漏尿

随着年龄增长，女性尿失禁患病率逐渐增高，高发年龄在 45～55 岁之间。盆底肌松弛、雌激素减少和尿道括约肌退行性变是女性尿失禁主因，西医称之为"压力性尿失禁"、"急迫性尿失禁"。

发生在女性生产之后出现的尿失禁现象属于中医"产后漏尿"范畴。少数患者在孕晚期即可出现漏尿，漏尿现象与孕产有着明显关系。

产后漏尿在临床中非常常见，与生产次数、生产过程中使用助产钳等助产技术及胎儿体重大等均密切相关。盆底肌电图检查可见盆底肌肉的力量减退、肌肉疲劳及快慢肌协调性差。

临床可分为三度：Ⅰ度：咳嗽、打喷嚏、搬重物等腹压增高时出现尿失禁；Ⅱ度：站立、行走时出现尿失禁；Ⅲ度：直立或卧位时均有尿失禁。一般以Ⅰ度、Ⅱ度较为常见。给广大女性身心健康造成很大的影响，被称为"社交癌"。如果治疗不及时，还会导致局部炎症、脏器脱垂，甚至肾损害等的出现。因此，关注女性盆底健康、改善女性漏尿状况，具有重要的临床意义。

针刺治疗

治则 健脾补肾止遗。

选穴 百会（图 9-23）、中脘（图 9-1）、气海（图 1-3）、关元（图 1-3）、中极（图 1-3）、大赫（图 9-31）双、横骨（图 9-2）双、水道（图 9-31）双、肾俞（图 9-6）双、膀胱俞（图 9-32）双、足三里（图 1-6）双、三阴交（图 1-4）双、太溪（图 9-5）双。

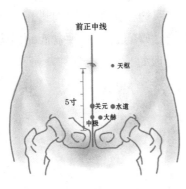
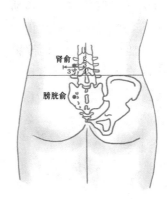

图 9-31 大赫穴、水道穴　　　图 9-32 膀胱俞穴

[操作]　排尿后针刺，百会向后平刺 0.5 寸；中脘、气海、关元、中极、水道直刺 0.5~1 寸；大赫、横骨向中间斜刺 0.5~1 寸，足三里穴向下斜刺 0.5~1 寸；三阴交、太溪向上斜刺 0.5~1 寸；肾俞、膀胱俞直刺 1 寸左右。留针 20~30 分钟。

[疗程]　隔日 1 次，10 次为 1 个疗程。休息 2~3 日再开始第 2 个疗程。至症状缓解。

[按语]　针刺疗法以补肾气为根本治疗原则，前后俞募配穴如中极、膀胱俞配合应用调理膀胱；上下配穴如百会、太溪配合运用补肾补气，以助升提下陷之气；局部取穴如气海、中脘、关元、水道、横骨、大赫等穴同时运用，补益肾气，固尿止漏；足三里、三阴交补益脾胃之气，脾肾得补，漏尿自止。

针灸治疗有助于盆底肌力量、弹性的恢复，不仅改善漏尿症状，同时对患者生活质量、工作状态及心理自信都有明显的帮助。治疗的同时嘱患者乐观豁达，学会以积极平和的心态自我调整心态和情绪。

另外，防止尿道感染，养成大小便后由前往后擦手纸的习惯，避免尿道口感染；性生活前，夫妻先用温开水洗净外阴，性交后女方应立即排空尿液，清洗外阴，注意局部卫生；平时患者可进行凯格尔锻炼，促进盆底肌肉功能及力量的恢复。

■ 附：凯格尔锻炼

凯格尔运动又称为骨盆运动，于 1948 年由美国的阿诺·凯格尔医师所公布，借由重复缩放部分地骨盆肌肉以进行，常被用来缓解产后尿失禁问题。凯格尔运动主要是通过有意识地对以提肛肌为主的盆底肌肉进行自主收缩，以加强盆底肌肉力量，从而改善盆底功能障碍问题的一种盆底康复方法，可根据每个人自身情况进行盆底肌锻炼，一般每次 3~5 分钟，每日 2~3 次，至症状缓解。

十一、产后体虚

孕产是女性特殊的生理时期，西医认为妊娠后期，孕妇体内雌激素、孕激素、皮质激素、甲状腺素都会有不同程度的增高，在妊娠分娩的过程中，体内内分泌环境发生了急剧的变化，尤其是产后24小时内，体内激素水平短时急速下降，造成机体内分泌的不平衡，从而产生产后月子病和产后体虚。

女性分娩后出现的亚健康状态或体虚现象归属于中医产后体虚范畴。

中医学认为孕期对胎儿的供养、分娩时的气血消耗、哺乳期的营养输出均可使女性出现五脏功能减退，气血亏虚，精气不足之象，特别是分娩过程中的创伤和出血，导致耗气伤血，元气大伤，气血不足，进而出现面色苍白或萎黄、头晕、畏寒恶风、出虚汗、小腹冷痛、心悸气短、四肢乏力等，久之还可出现腰膝酸软、月经量少、色黯，白带多，经期浮肿，面色晦黯、面部色斑，产后性冷淡等一系列虚损症状，这种影响不仅只在产后1~2个月短时间内出现，甚至产后数年也会持续存在，应积极予以调治。

针刺结合悬灸治疗

选穴　百会（图9-23）、膻中（图9-21）、中脘（图9-1）、气海（图1-3）、关元（图1-3）、肾俞（图9-6）双、脾俞（图9-26）双、足三里（图1-6）双、三阴交（图1-4）、太溪（图9-5）双。

操作　针刺：百会向后平刺0.5寸；膻中向下平刺0.5寸；中脘、气海、关元、直刺0.5~1寸；足三里穴向下斜刺0.5~1寸；三阴交、太溪向上斜刺0.5~1寸；脾俞、肾俞向下斜刺1寸。留针20~30分钟。悬灸气海、关元、足三里、三阴交、脾俞、肾俞等穴20分钟。

疗程　每2日1次，10次为1个疗程。休息2~3日再开始第2个疗程。至症状缓解。

按语　穴选百会、中脘、气海、关元、足三里补益气血，补益脾胃；膻中、三阴交、太溪、脾俞、肾俞补益脾肾，补益先天后天。悬灸气海、关元、足三里、三阴交、脾俞、肾俞等穴加强诸穴的温补作用。针灸并用，调理冲任血海，使肾气得补，肝脾得调，血海蓄溢有度，诸症自消。